常见克隆性血液病的基础与临床

主 编　浦　杰

副主编　石　军

编 审　浦　权

　　　　陆道培

军事医学科学出版社

·北　京·

图书在版编目(CIP)数据

常见克隆性血液病的基础与临床 / 浦杰主编.
—北京：军事医学科学出版社, 2013.10

ISBN 978-7-5163-0340-5

Ⅰ.①常… Ⅱ.①浦… Ⅲ.①常见病—白血病—诊疗

Ⅳ.①R733.7

中国版本图书馆CIP数据核字(2013)第233896号

策划编辑: 李 玫　责任编辑: 李 玫
出 版 人: 孙 宇
出 版: 军事医学科学出版社
地 址: 北京市海淀区太平路27号
邮 编: 100850
联系电话: 发行部: (010)66931049
　　　　 编辑部: (010)66931039
传 真: (010)63801284
网 址: http://www.mmsp.cn
印 装: 三河市双峰印刷装订有限公司
发 行: 新华书店

开 本: 850mm×1168mm　1/32
印 张: 5.25
字 数: 113千字
版 次: 2014年1月第1版
印 次: 2014年1月第1次
定 价: 30.00元

内容提要

本书是一本介绍常见恶性克隆性血液病（血癌）的实用医药卫生类读本。书中扼要介绍了与骨髓检查的有关问题、血癌化疗相关的基础知识、血癌患者的自我保健、血癌的病因、造血干细胞移植，以及常见恶性克隆性血液病的分类、诊断与治疗等的基础知识。内容深入浅出、通俗易懂。

可供血液病病员及其家属、血液病专业工作者、基层医护人员以及广大人民群众阅读和参考。对血液检验工作者，以及医学院校学生也有学习和参考的价值。

前　言

这是一本有关血液病，尤其是恶性克隆性血液病（血癌）的医药卫生工具书类读本。当前，血液病学，尤其是克隆性血液病（血癌）研究是发展十分迅速的临床学科之一，内容日新月异。现代血液病学与医学和生物学的各个分支有着密切的联系。随着免疫血液学、分子生物学、细胞和分子遗传学、造血干细胞移植以及其他边缘学科的飞速发展，相互促进，大大推动了我国临床血液病学研究工作向更深的层次迈进。

编者根据多年来血液病诊疗工作的亲身体会，参考大量有关血液学的文献资料，编写了这本以"血癌"为主线的简明血液病学读本——《常见克隆性血液病的基础与临床》。内容包括：骨髓检查、与血癌化疗相关的基础知识，血癌患者的自我保健、血癌病因问题、造血干细胞移植，以及各种恶性克隆性血液病的分类、诊断和治疗等内容。全书勾画出常见恶性克隆性血液病的发病及其社会属性，对一些较为突出的与血癌相关的临床问题提供背景信息，介绍一些与诊断和治疗密切相关的基础知识，以期为关注这一领域发展的血液病病友及其家属、血液病专业工作者、基层医护人员，以及广大人民群众提供借鉴与参考。各专题内容的书写深入浅出，文字力求通俗易懂，尽量避免列人太多繁琐的理论问题。对于血液病患者本人来说，为了增进自身的体能与健康水平，延长生存和提高生活质量，学习一些血液病知识实属必要。

　　笔者才疏学浅，但作为活跃于我国血液学学术领域近20年的血液病医生，本书内容多为本人临床实践，探索奋斗的总结。在繁忙的临床工作中，本人一如既往地投入大量精力和心血，并且得到上海市第六人民医院科研处处长，血液内科副主任，博士生导师石军教授的鼎力帮助指导和多次反复修改，力求达到出版的要求。因此本书最终得以与广大读者见面实属不易。期盼能为促进和推动社会进步起到积极作用。

浦　杰

广西桂林医学院附院血液病科

2013. 5

目 录

第一章 克隆性血液病的概念

血液是血管里流动着的鲜红色液体。成年人体内血液占体重的6%~8%,儿童占8%~10%。如果从静脉抽取几毫升血液加抗凝剂后,放入高速离心机内离心沉淀,就可看到上层是透明的淡黄色液体,即通常所说的血浆,下层的红色沉淀是血液里的有形成分,即血细胞。

人类的血细胞有红细胞、白细胞和血小板三种。红细胞又称红血球,健康男子每立方毫米血液里含红细胞(400~500)万个,女子(350~450)万个,如果把它们一个挨一个地排列在一起,能排成30多米长的队伍。人类红细胞的"寿命"约为120天。

白细胞又称白血球,验血时,将染色后的血涂片放在显微镜下观察,就可看到五种不同形态的白细胞,即中性粒细胞、嗜酸粒细胞、嗜碱粒细胞、淋巴细胞和单核细胞,健康人每立方毫米血液里含4000~10000个白细胞,平均约7000个。白细胞总数在进食、运动、情绪激动或气温改变时都会出现波动,绝非固定不变。白细胞的平均"寿命"要比红细胞短的多,约为13天。其中,淋巴细胞的寿命可长可短，短者仅3～4天，长的可超过百日。

血小板也称凝血小体，正常人每立方毫米血液中含（10～30）万个，其平均"寿命"约为7天，故血小板是最"短命"的血细胞。

医学上，凡以上三类血细胞数量异常（增多或减少），或质的缺陷（例如寿命缩短），即可判定得了血液病。血液病可以是良性的，如各种原因的贫血；也可以是恶性的，即克隆性血液病或恶性克隆性血液病，俗称"血癌"。

"血癌"特别是白血病，近些年来在我国也有逐年增多的趋势，尽管是一类较为少见的病，但对人民健康危害极大。医学上所谓的血癌，主要包括五大类。

1. 白血病：我国每年每10万人口有2.5～3人发病，故全国每年约有4万名左右白血病新病人。

2. 恶性淋巴瘤：每年有（1.5～2）人/10万人口。

3. 多发性骨髓瘤：每年（1.0～1.5）人/10万人口。

4. 骨髓增生异常综合征（MDS）：在医学上所谓的"白血病前期"，近年发病日益增多，为急性白血病的4～6倍，即每年（8～12）人/10万人口。

5. 艾滋病：不同国家，不同地区和不同种族发病率相差十分悬殊。

　　以上五大类"血癌"中的前四类，我国的年总发病率不足20人/10万人口，且不同省、市间发病保持相对稳定。以一个100万人口的城市而言，每年新发病的"血癌"病例约200名。与其他内科病不同的是，血液病的发病率低，就诊病人少，而就诊者大部分已病情危重。

　　虽然血液学中的白血病处在内科领域的边缘，但全社会十分关注"血癌"。白血病和艾滋病在西方国家都投入大量人力和财力。近40年来，随着对白血病诊断、治疗的不断探索和突破，可以预言，21世纪前半叶将是"血癌"渐被攻克的世纪。也可以这样说，"血癌"将是"癌症"攻克的突破口。这是因为诊断白血病以抽取骨髓为主，取材容易，病人痛苦少，又易于追踪观察。可以肯定，多数"血癌"可获根治的时日即将到来！

第二章 克隆性血液病的病因

一、苯与恶性血液病

医学上已确认，引起血癌，尤其是髓系细胞起源的恶性血液病，例如急性髓细胞白血病和骨髓增生异常综合征（MDS）的病因和致病因素包括：①遗传因素；②电离辐射；③药物因素；④化学因素；⑤食品因素。

在以上五种致病因素中，诱发血癌最重要的病因是化学因素和食品两大类。在日常生活中，人们接触的室外大气污染物和室内建筑装饰材料中，均不同程度地含有有机溶剂苯和甲醛等有机污染物，此类装饰材料于装饰完成后的最初3~6个月向室内不断释放有害气体，是名副其实的"空气杀手"。其中，苯是最古老和最明确的化学致血癌物质。各种白血病、恶性淋巴瘤、多发性骨髓瘤、骨髓增生异常综合征，尤其是急性髓细胞白血病多与苯的接触有关。国际上首例苯接触相关白血病是1928年由Delore等报道的，之后证明苯的确是诱致白血病的最重要杀手，尤其12岁以下儿童对苯特别敏感。

　　几十年前，工厂是人群接触苯的主要场所，如今此现象在工业发达地区已渐渐减少。但油漆工人、汽车修理工人、制鞋工人、装潢工人、煤矿工人和理发美容职业者的血液标本中常可测出微量的苯浓度，此类职业人群中罹患白血病和骨髓增生异常综合征的几率较之一般人群高2~10倍。业已证明，T-淋巴细胞是苯的主要靶细胞。外周血淋巴细胞水平是苯接触浓度高低的敏感标记物。如相关职业者定期验血发现淋巴细胞计数逐渐降低，即可作苯接触浓度判断的一种简易生物学标志。

　　苯在进入人体后是如何经代谢而诱发血癌的呢？

　　苯在肝脏内被一种称为细胞色素P-450酶的催化下，形成中间代谢产物氧化苯，进而又形成酚。酚在细胞色素P-450酶的作用下，进一步代谢而形成氢醌（一种多酚）。后者主要堆积于骨髓内，经髓内的过氧化物酶作用后，氧化形成苯醌，从而对骨髓产生高度毒性作用。

　　健康人骨髓造血细胞能产生一种拮抗苯醌的单氧合酶系统，其中以醌氧化还原酶1（NQ01）最为重要，也称DT-黄递酶。NQ01促使酚代谢成还原型而拮抗苯，防止醌的形成。如果因遗传性或获得性原因而导致体内NQ01酶活性降低甚至达到"零"，骨髓内大量苯醌堆积，氧化应激性增高的同时，染色体上DNA链断裂，在白血病和骨髓异常增生综合征（MDS）的危险性明显增高。如果骨髓缺乏NQ01酶的同时，又伴以第5号和第7号染色体畸变的人就更易诱生血癌了。

近年来发现，人体内的苯主要由食物中的氢醌、儿苯酚以及食品中的蛋白质崩解而来。事实也是如此，食物来源远远超过环境中接触的微量苯。因此，目前酚的衍生主要源自食物，后者是诱发白血病和其他血癌的非常重要的危险因素。

二、食品诱发恶性血液病

骨髓内醌氧化还原酶1（NQ01）的遗传性或获得性缺乏，酚及其代谢产物醌在苯诱发血癌中具有潜在重要性。从食物中摄入的酚，以及经肠道细菌产生的酚是助长血癌发生的重要危险因素，因此食物中的酚是诱发各种癌症，包括血癌的主要元凶之一。

酚和氢醌这两类化合物通过直接和间接两种方式由食物衍生。日常摄入的许多普通食品和各种饮料、啤酒中富含酚和氢醌。蛋白质分解代谢以及肠道厌氧菌是酚的主要来源。食用大量肉食的人与以素食为主的个体比较，厌氧菌与需氧菌之比例明显增高。因此，吃肉多的人，他（她）们肠道内酚和氢醌的产量也高。此外，吃进大量富含配糖体熊果苷（一种天然植物）的食物后，经胃内胃酸的作用亦能转变成氢醌。面粉及其制成品，如面条、饼干和面包等，是富含熊果苷的主要食品，而稻米则否。故以肉食和面食为主的西方人，较之以素食和稻米为主食的东方人白血病和其他血癌发病的危险性增高。

克罗恩（crohn）病是一种炎症性肠病，克罗恩病患者尿中的酚浓度比健康人高10~30倍，患者肠道细菌产酚量明显增高，且克罗恩病患者罹患急性白血病和MDS的危险性亦明显增高。这一发现就能解释为何许多血癌者之前既未接触照射或有化学治疗的历史，也无职业性接触化学毒物、染发和吸烟等历史却发生了白血病或其他血癌。表明血癌的易感性不仅与遗传因素有关，也与食物，尤其饮食习惯，以及肠道菌群的组成有关。在上面三种因素中，遗传与肠道菌群组成这两种因素不能加以控制。唯有饮食习惯和饮食调节能降低白血病和其他血癌的危险性。

第三章 克隆性血液病诊断中的骨髓检验

一、骨髓的功能

骨髓是人体内最大的器官之一，平均重量约2600克，是血细胞生成的主要场所，故而它是一个造血器官。但是，并非所有的骨髓都能够造血，只有其中的红骨髓才具有产生血细胞的能力。在新生儿及婴幼儿时期，骨髓组织内全为红髓，随着机体的发育成长，部分骨髓逐渐被脂肪所替代，成为黄髓。通常，黄髓是没有造血功能的。发育到18岁左右，红骨髓仅仅局限于头颅骨、胸骨、锁骨、肋骨、骨盆骨和大腿骨等长骨的近心端了。所以，与心、肝、肾等器官不同，骨髓弥散分布于全身各处骨骼内，一旦怀疑得了血液病，就要进行骨髓穿刺检查，通常以盆骨的前或后髂骨嵴最为适宜。

在20世纪80年代初期人们就已认识到，骨髓除了具有造血功能外，骨髓与肝脏类似，也是一个重要的参与新陈代谢、特别是参与药物和毒物在体内转化的环氧合酶解毒器官。医学研究证明，与肝脏有所不同，一些室内装饰材料所散发的有毒气体，或环境毒性物质（如有机溶剂、苯、甲醛和染发剂等）进入人体后，在骨髓造血组织内所贮积的苯和甲醛量，要比肝脏和其他器官、组织内高出约20倍。为什么这些毒性物质均集中在骨髓呢？这是生物长期进化调适的结果。正常骨髓造血细胞微粒体内含有丰富的脱甲基单氧化酶，及葡萄糖醛酰基转移酶，通过去甲基作用和葡萄糖醛酸反应，就能将环境毒性物质在体内转化而解毒。但是，对少数"特异质"个体而言，面对这类"空气或环境杀手"无法解毒或解毒不力，就有可能诱发白血病、淋巴瘤和骨髓增生异常综合征。这里所谓的"特异质"个体，就是指骨髓造血细胞内参与苯和甲醛等毒物在体内转化的单氧合酶系统出现异常，伴有某种先天遗传性、或后天获得性缺陷的人。这样，进入人体内的毒性物质就无法在骨髓内转化而解毒，致使渐渐堆积于骨髓内，久而久之，导致造血干细胞染色体畸变，进而引发白血病或其他"血癌"。"空气和环境杀手"对12岁以下的儿童和孕妇尤为敏感，所以儿童中急性白血病发病率也较成年人为高，可能与儿童骨髓内单氧合酶系统发育尚未健全的缘故有关。另外，并不是所有染发者或入住刚装修好的新居的人都会得"血癌"，那毕竟是非常少见的，但在尚未排除自己是否属"特异质"个体前，染发或接触其他环境毒物就要非常慎重。

二、骨髓检查的方法

健康成年人每天骨髓内产生与输出进入血流的白细胞量，以每公斤体重计算，包括红细胞3兆、血小板2.5兆和粒细胞1.5兆。人体血细胞的产率，可按机体的实际需要进行调节。一旦某种致病因素导致血细胞产生的质或量出现了问题，这就是得了血液病。医生就要靠不同血液病的某些特殊表现来作出初步判断。血液病有轻有重，轻者（如缺铁性贫血）经门诊短期治疗就能康复痊愈；重者如白血病、淋巴瘤或骨髓瘤就必须住院检查。不管病情轻重，在确诊前都要进行血液化验。为了进一步确诊，更为可靠的办法是骨髓检查。

骨髓检查穿刺的部位很多，如骨盆的髂前、后上棘，胸骨和棘突等，但最常用而又合理的部位是髂后上棘。此处不仅安全易行，伤口在1~2天就能长好，对身体也无任何影响。

20多年前，"血癌"和其他血液病患者的骨髓检查，传统的观念主要靠抽取物涂片，只有怀疑患了再生障碍性贫血或骨髓纤维化等血液病时，医生才在抽取物涂片检查的同时，再进行骨髓活检，而且诊断效果也非常不理想。这是因为20多年前世界各国对抽出的骨髓活检块均采用传统的石蜡包埋方法。

骨髓活检块是由坚硬的小骨针（医学上称骨小梁）和柔软的生成血细胞的髓质、脂肪组织，外加结缔组织间充质（也称骨髓基质）四者构成的混合体，为了切割成完整的半薄切片，必须加以精心处理。骨髓活检块中的小骨针需用硝酸液或甲酸–甲醛液脱去钙质，使之变软，如果不脱钙或脱钙不完全，切割时就易碎裂。但经化学脱钙处理后，切片内的血癌细胞和其他血细胞缩小20%～30%，分辨力明显降低，对临床诊断无多大参考意义，大大影响了骨髓诊断病理学的发展。

直至20世纪90年代初，不需脱钙的骨髓活检塑胶包埋新技术首先在欧洲兴起，采用此技术切割出来的切片标本细胞不收缩或收缩轻微，细胞形态逼真，除能与涂片一样进行正确的细胞分类与计数外，还能判断每种血细胞在组织内的定位是否正常，加上涂片与切片两种标本的结合，使白血病和其他血癌的分型诊断、急性白血病是否真正完全缓解、是否出现了早期复发等的临床诊断水平向前迈进了一步。

上海交大附属第六人民医院血液科及骨髓病理实验

室，早在20年前即已引进这一新技术，在我国率先研究与合成了第一、二、三代Hemapun865、948、959和998等新型包埋材料，先后举办了15期全国性骨髓活检塑包新技术培训班，编著出版了7本与骨髓病理诊断相关的著作，使这一"血癌"诊断新技术在我国开始起步与推广。需要注意的是，做骨髓活检塑包术在送检经苦味酸饱和水溶液固定之骨髓块的同时，再送2～3张骨髓抽取物涂片，只有这样，才能提高诊断的正确性。

三、骨髓活检塑胶包埋技术

1. 不少医疗单位仍未把骨髓活检列入骨髓检验的常规中，从而失去了精确判定骨髓增生变化、有无合并纤维化以及白血病细胞浸润程度等有助于判断预后和指导治疗的机会。骨髓活检抽取物涂片之质量，不仅与术者所用抽吸力的强弱有关，也随白血病细胞或其他"血癌"细胞自骨髓间质内抽出之难易而改变，与白血病细胞密集和塞紧的程度、白血病细胞表面黏附分子的数量和种类、白血病细胞集簇四周有无纤维组织增多及其增多的程度密切相关。如只做涂片之细胞形态学分类，不可能精确反映白血病患者的病程变化，存在着显而易见的局限性。

2. 在正常骨髓里，造血干细胞，以及由其分化、增殖发育而来的各种不同或熟阶段的血细胞，都是"埋入"骨髓基质里的，医学上所谓的基质也称"间充质"。干细胞及其所有子代血细胞好比是"种子"，而基质好比是"土地"，"种子"是种在"土地"里的。抽取物涂片不仅取材量少（不足0.3毫升），而且用力抽吸时因负压而致骨髓组织结构破坏，加上骨小梁旁的细胞不易被抽出。对那些早期急性白血病患者来说，白血病细胞往往聚集在小梁旁区，再则白血性原始细胞较之正常血细胞与骨髓基质的黏附更强。凡此种种，使得血癌患者抽取物涂片内的细胞分类结果，不可能精确反映髓内的真实情况，有时涂片出现阴性结果，或者涂片诊断为骨髓增生异常综合征，而活检切片已属典型的急性髓细胞白血病。曾有1例骨髓涂片"正常"，但活检切片确是典型的多发性骨髓瘤，类似情况不胜枚举。

3. 正确识别急性白血病的增生减退型十分重要，此组病例往往以老年人居多，医生应避免给予强烈化疗，某些增生减退型病例的切片内，白血病细胞呈散在斑片状分布于脂肪间质区内，如果骨髓穿刺恰巧抽出此种斑状增生区的白血病细胞灶，就易误断为典型的白血病；反之，由于技术因素而致抽出非病变的间质区，就易误诊为再生障碍性贫血或增生减退型骨髓增生异常综合征。

4. 单靠抽取物涂片无法判定有无合并继发骨髓纤维化，实际上，40%～70%的急性白血病患者均伴不同程度的纤维组织增生，凡骨髓纤维增多的急性白血病患者，对化疗的反应及预后要比不增多的为差。世界卫生组织（WHO）提出了一种急性髓细胞白血病的新亚型，即急性骨髓纤维化，或称伴骨髓纤维化的全骨髓增生征，某医院近半年来已发现3例，如果不进行常规骨髓活检，这种病例肯定漏诊，无法得到及时的合理治疗。

综上所述就不难看出，白血病的骨髓检查，应以抽取物涂片和活检切片两者的结合为依据，只有这样，才能提高诊断的正确率。

四、正确选择大剂量化疗

判断骨髓白血病病变是否真正进入完全缓解非常重要，它是病人能否获得长期无病存活，甚至能否治愈的关键。

一旦急性白血病住院确诊时，体内约有10^{12}个白血病细胞。以一个体重50公斤的病人为例，有1.5～2公斤，即100亿个左右白血病细胞。通过常规剂量或大剂量诱导化疗，使白血病细胞被最大杀伤，以达临床与血液学上的缓解。倘若取得2~3个对数级的杀灭率，即可使病人获得部分缓解，5~6个对数级杀灭可达完全缓解（CR），10~12个对数级杀灭率，可算基本"治愈"。

西方国家某些血液病医生非常推崇大剂量化疗，当然有其前提，那就是干细胞移植的普及、经济条件的许可、医保条件的完善。大剂量化疗的理论依据，在于剂量递增原理，亦就是说，随着化疗剂量的渐次增高，血癌细胞对化疗药物的反应率亦随之增加，这里，药物总剂量并非是与血癌细胞杀灭率相关的唯一因素，另一重要因素是药物剂量强度。因为，即使早期对药物比较敏感的肿瘤，以后也会对常规剂量的化疗药物产生耐药。所谓"耐药"，就是血癌细胞改变其自身的代谢途经，不再对某些药物敏感，使得病人体内的耐药细胞株渐占优势。对于根治耐药和部分耐药的血癌细胞，或复发性的血癌细胞，药物剂量强度（指每次化疗药物的剂量）比总量更为重要。可见，西方国家主张大剂量化疗的目的，在于提供高浓度的化疗药物，杀伤或杀死血癌细胞中对常规剂量化疗部分敏感、部分耐药的细胞，或不敏感（已耐药）的血癌细胞株。如果已做好干细胞移植充分准备的病人，应给予大剂量化疗，但在大部分地区干细胞移植未普及的情况下，应严格遵循化疗"因地制宜、因人而异"的原则，权衡利弊，除个别有确切解毒剂的化疗药物外，大剂量化疗应慎重。人体内除了血癌细胞外，还有许多处于旺盛分化、增殖（分裂）和成熟等不同发育阶段的更新型组织，例如胃肠道黏膜、肝脏、性腺、皮肤和毛囊等，到目前为止，任何化疗药物尚无选择性地只杀白血病细胞而不杀其他更新型细胞。故大剂量化疗不仅早期死亡率高、脏器和组织损伤大、花钱多，且对某些"血癌"病例3～5年后诱发第二种恶性肿瘤的几率也高。

细胞动力学原理告诉我们，即使化疗可以攻杀病人体内99.999%的白血病细胞（实际绝对不可能），每10万（10^5）个白血病细胞中仍有1个漏网，100万（10^6）个中将残留10个，10^x个残留10^{x-5}个。就现阶段而言，即使最强烈的诱导化疗方案，至多也只能杀灭6～8个对数级（有少数例外）的白血病细胞，如此已达完全缓解期，实际体内还残留10^4～10^6个白血病细胞（约50克）。以急性髓细胞白血病为例，其白血病细胞一个分裂成两个，即增加一倍的时间，约120个小时，如果不计病人的细胞免疫力，那么只要残留一个白血病细胞，经过150天左右的恶性增殖，就可达到10^{10}～10^{12}的临床复发水平。

为了防止血癌患者化疗后短期内即复发，要正确判断是否已真正而又充分进入CR期，只有微小残留病变处于最低点，才能巩固和强化治疗。

五、微小残留病变判定方法

急性白血病患者骨髓病变是否已进入真正的完全缓解（CR），必须依赖骨髓涂片和活检切片两种标本的结合。医学上，正确判定CR期为重要，这是患者能否获得长期无病生存或治愈的关键。

过去，急性白血病患者经过几个疗程的诱导化疗之后，只要无明显贫血、出血和感染，血红蛋白、白细胞和血小板计数基本正常，加上骨髓抽取物涂片内原始细胞低于5%，就可判断已进入CR。但是，如果限于种种原因，使得诱导缓解化疗不够强烈，未能遵循化疗方案设计与实施中的剂量递增原理，那么，20%~30%的急性白血病患者，尽管其临床、血象和骨髓抽取物涂片检查看似已达CR标准，但一步法双标本取材所得的活检切片内，仍可发现许多成簇分布的微小残留病变（MRD），实际未能达真正的CR。此种假性"CR"病例，常于短期内复发，显然与白血病细胞的对数级杀伤不足有关。因此，每例急性白血病患者在诱导化疗期间，应定期常规做一步法抽吸—活检双标本取材，就能将引起误断的诸因素加以克服或避免。

在正常骨髓切片中，原始细胞是单个（至多2个）分布于造血主质内，具有严格的定位。急性白血病时，白血性原始细胞成簇成片，正常造血组织几近消失。经诱导化疗几个疗程之后，如果一步法双标本取材所得涂片内原始细胞已低于5%，切片内原始细胞又恢复成单个（至多2个）分布，找不到3个以上定位的残余白血病细胞集簇，就可判定已达真正CR期。反之，如果切片内易见到3个以上分布的原始细胞簇，医学上称MRD$^+$，未达真正"CR"。对此种假性CR病例，就应继续给予巩固性化疗，直至此种MRD$^+$消失为止。根据细胞对数级杀灭（Log kill）的动力学原理，这时大约就有超过6个对数级的白血病细胞被杀死，已进入了真正意义上的CR期，患者体内的MRD处于最低点，才有可能被随后的缓解后强化治疗所抑制，取得长期的临床缓解、甚或治愈。十多年来的观察证明，急性白血病患者凡涂片与切片两种标本同步取得CR的病例，临床上就表现出复发率较低，无病生存期就很长。

于缓解后强化治疗期间，应定期做一步法双标本取材检查，倘若涂片计数中未达复发标准，而切片中复又检出原始细胞集簇，表明已进入早期再发，就是说切片的敏感性显著高于骨髓涂片，应及时做再诱导治疗。

如果急性白血病患者经3～5年的规范缓解后治疗，包括进行过1～2次骨髓或其他干细胞移植的患者，如果骨髓活检切片内确认已无肉眼可见的MRD，那么，即可考虑终止后期强化治疗了。

第四章 克隆性血液病的治疗

一、化学治疗

（一）化疗原则和设计原理

在现代医学中，有关人类白血病的病毒病因，除了T淋巴细胞白血病与C型病毒密切相关外，其余尚未最后确定。时至今日，白血病还谈不上有效的病因治疗。媒体上常说到的细胞逆转和基因转换尚属实验阶段，在人体尚无成功的经验。因此，当前急性白血病及其他"血癌"可供选择的治疗手段主要包括：化学治疗、放射治疗、干细胞移植以及有效支持疗法的密切配合。

近十年来，由于对血癌细胞增殖动力学的逐步深入了解，新药的研究与开发，有效支持治疗手段的发展与完善，加之出现了众多新的、可供血液病医生选用的有效联合化疗方案，使血癌患者单纯化疗的效果不断提高，经合理而规范化疗后存活3~5年，甚或治愈的病例屡见不鲜，令人欣慰。

细胞增殖动力学是正常和白血病细胞发育与分裂周

期特性的一门学问，它为合理使用化疗药物、设计有效联合化疗方案，有计划地选择杀死更多血癌细胞、少伤害正常血细胞提供了科学的理论根据。

细胞从上一次分裂结束（1个细胞变成2个细胞），到下一次分裂的终末，即两次分裂之间的间隔期，就称为细胞周期。其间发生一系列复杂而有秩序的化学变化，细胞核内一种叫脱氧核糖核酸的物质含量增加一倍，平均分配到两个子细胞内，细胞一分为二。细胞周期分为以下几个分期：即细胞完成有丝分裂（M）期后→G_1期（脱氧核糖核酸合成前期）→S期（脱氧核糖核酸合成期）→G_2期（脱氧核糖核酸合成后期）→G_0期（暂时处于休眠状态的细胞称G_0期，也称休止期）。

处于增殖状态（M期+G_1期+S期+G_2期）的细胞群对化疗药物很敏感，反之，处于休眠状态的G_0期细胞则不敏感，是不易杀伤的群体，成为复发的祸根。血液病医生就是根据以上动力学原理，"因人而异"地找出最敏感的联合化疗方案，集中优势兵力打歼灭战，把血癌细胞杀至最低水平。剂量要用足，治疗切不可中途停止，在使用化疗药品的同时，应加强患者的全身"扶正"措施，以期提高病人自身的细胞免疫功能。在缓解期内，应继续用药维持和强化，不给白血病细胞以"喘息"的机会。

（二）恶性克隆性细胞与正常造血细胞的差异

白血病或其他"血癌"细胞，与患者体内共存的正常造血细胞究竟有何不同，只有找出两者的差异，才能最大限度地杀灭白血病细胞，而患者体内之正常造血细胞尽量少被杀伤，防止某些脏器和组织产生不可逆性损害而危及生命。

白血病细胞和正常细胞在生物学行为上差异十分悬殊，表现在以下两方面：

1. 处于增殖池里的细胞群对化疗药物敏感性的不同：以急性白血病为例，患者骨髓里既有白血病性增殖池，又有正常造血细胞增殖池，前者是恶性的，后者仍保持良性。两种增殖池内同样既有处于增殖状态（M期+G_1期+S期+G_2期）的细胞群，又有处于非增殖状态（G_0期）的细胞群。但正常增殖池里的造血细胞仍受自身反馈机制的调节，细胞的生与死处于平衡；反之，白血病性增殖池则否，即便病情进展最为迅速的急性白血病患者，骨髓增殖池里亦仅约半数白血病细胞处于增殖状态，另一半则不进入细胞周期而暂时休眠（G_0期）。故从总体来说，白血病细胞是"长命"的，因为化疗主要对增殖池里处于增殖状态的细胞群起杀伤作用，而对暂时休眠的G_0期细胞则不敏感或部分敏感，杀不死或只能杀到半死不活，让它有了"喘息"的机会。不过，当增殖池里处于增殖状态的细胞大量被杀灭后，就能诱使G_0期休止细胞逐渐进入增殖周期。由此可见，血液病医生为了提高白血病细胞对化疗药物的敏感性，必须动脑筋、想办法，逼使G_0期细胞进入G_1期，然后再用细胞周期特异性药物加以杀灭。

2. 增殖比率不同：在急性白血病等血癌的化疗过程中，成功与否的关键在于医生能否正确判定"增殖比率"（GF）。所谓GF，是指增殖池中处于活跃分裂的细胞群，在总细胞群中所占的比例。由于增殖细胞群较之处于G_0休止期的非增殖细胞群对化疗药物更为敏感，故患者的GF越大，化疗效果也就越明显。

正常骨髓造血细胞的发育过程，自造血干细胞起，经分裂增殖阶段（原始细胞→早幼粒细胞→中幼粒细胞→晚幼粒细胞），成熟阶段（中性杆状→分叶核细胞），随后进入外周血循环，那么，从干细胞发育成熟为杆状和分叶核细胞，总共需时8～15天。正常干细胞中的多数处于G_0休止期，对化疗不敏感，是不易被杀伤的群体；自原始细胞经早幼至中幼三个阶段的粒细胞，分裂增殖最为活跃，GF大，易被化疗杀伤。从晚幼粒经杆状到分叶核三个阶段的细胞已逐步成熟，不再分裂，GF小，对化疗不敏感，也就杀不死。

（三）联合化疗原则

1. 白血病细胞增殖池：白血病细胞持续不断分裂增殖，故增殖比率（GF）大，但又不能发育成熟，因而原始与早幼粒阶段进行性蓄积，加上患者骨髓功能有缺陷，正常人只有杆状与分叶核细胞可穿透骨髓静脉窦壁孔隙进入外周血循环，而白血病时，恶性血癌细胞均可进入血循环。可见，白血病细胞较多处于增殖周期，对化疗极敏感；相反，残留正常造血细胞仅原始、早幼和中幼粒三阶段处于对化疗敏感的增殖状态。故在接受化疗过程中，白血病细胞被大量杀灭，残余正常原始、早幼和中幼粒细胞也同时被杀伤，但晚幼、杆状与分叶核细胞因对化疗不敏感而幸存下来，故化疗初期白细胞计数降低不明显，但经持续多个疗程后，白细胞计数就逐步下降。不过，由于正常增殖池里的干细胞多数处在 G_0 休止期，对化疗不敏感，受害少，成为源源不断补充遭牵连受杀的残余原始、早幼和中幼粒细胞的源泉。因此，患者不必过分担心，比较而言，血癌细胞易遭化疗杀伤，而正常细胞易获修复。如果不问青红皂白盲目使用大剂量和（或）长疗程，导致残存增殖细胞群的大量杀灭，易引起正常干细胞的代偿性衰竭，因为自我更新不是无限的，增殖池里的每个干细胞只要经过100～500次的增殖分裂后，自我更新潜力就要明显减弱，何况干细胞数本来就很少。

综上所述，人们应该清醒地认识到，合理的联合化疗应严格遵循：一定的剂量限度；合理的疗程安排，适当的间歇休整；"因地制宜，因人而异"，即化疗的个体化。只有这样，才能在骨髓可修复的前提下，大量杀灭白血病细胞，而少伤害残留正常干细胞，使患者获得长期无病生存的机会。

2. 两种细胞周期时间（GT）的不同：在急性白血病时，白血病性增殖池里的血癌细胞GT，比正常增殖池里的细胞长约1倍，故在两疗程化疗之间的休息期中，正常骨髓细胞的修复比白血病细胞为快，假定白血病细胞和正常造血细胞经一疗程化疗后，均被杀伤90%，由于正常细胞GT短，增殖快，停药3天即可恢复；而白血病细胞GT长，修复慢，要6天才能恢复。如果每隔8～14天给予一个疗程，残存正常骨髓细胞每次休息后可望恢复，而白血病细胞却不断下降。不过实际情况不那么简单，因为白血病细胞是高度不均一性的，经几个疗程化疗后，敏感细胞被大量杀灭，休息期增殖起来的细胞往往是不敏感而耐药的，这就是为什么化疗方案应经常调换的理由。

（四）诱导化疗

急性白血病是一种播散性癌症，近20年来，本病的治疗，尤其化疗已有很大的改观。现代各国设计的化疗方案很多，方法与步骤也有一定的差异，但归纳起来不外乎经历；诱导缓解→巩固缓解→缓解后治疗等几个相互连续的阶段。

所谓诱导缓解，是指联合应用几种化疗药物，诱使最大限度地杀伤白血病细胞，以达临床和血液学缓解。一般有5～6个对数级的杀灭率就可取得完全缓解，一旦诱导成功，再重复原方案（或不同方案）2～3个疗程，称为巩固缓解，以期消灭临床上不能被察觉的白血病细胞。在诱导缓解期间，医生应掌握的原则是：早治、联合、充分和间歇。

1. 早治：治疗越早，效果越好。急性白血病的治疗与其他"血癌"不同，像"救火"一样，不能拖延。病人确诊后，应立刻进行化疗，这是基于以下几点理由：

（1）已确认白血病患者的生存期，与体内的白血病细胞总负荷数，或治疗后残存的白血病细胞数成反比。

（2）以急性髓细胞白血病为例，白血病细胞的倍增时间（TD）很短，大约经过100小时增殖，1个白血病细胞就分裂成为2个。一例50公斤体重的患者，治疗前体内带有约100亿个白血病细胞，相当于1.5～2.0公斤，除处于G_0休止期的细胞不增殖外，其余经约100小时的分裂就要增加一倍，故化疗要及时进行。

（3）化疗药物对白血病细胞的杀伤遵循一级动力学原理，就是说，一定剂量的药物，只能杀死一定百分率而不是一定数目的血癌细胞，即只与药物浓度有关，而与白血病细胞的绝对数无关，医学上称其为对数级杀灭率（Log kill）。例如一个对数级杀灭率就意味着把癌细胞从Log 10^9减至Log 10^8，或从10^3减至10^2都一样，故欲使血癌细胞从10000个减少到10个（10^4～10^1），理论上并不比使血癌细胞从1000000个杀至1000个（10^6～10^3）更容易些，因为两者都是减少99.9%，或称三个对数级杀灭率。这两种情况所需要的化疗药物剂量基本相同，故开始治疗的时间愈早愈好，患者及其家属不要犹豫。

2. 联合：为什么要采用多药联合，这是因为白血病细胞处于不同的增殖周期（M期+G_1期+S期+G_2期），只有联合应用作用于不同时期的药物，才能最大限度地杀死白血病细胞。另一方面，白血病细胞的分布呈不均一性，联合用药可以避免某一耐药细胞株的大量增殖。

此外，联合还要讲究先后，譬如说，先用阿糖胞苷，过8~12小时后再用柔红霉素，经济条件许可也可用去甲氧柔红霉素，这样，对白血病细胞的杀灭率可提高数十倍。

3. 充分：化学治疗虽能有效地杀灭白血病细胞，但一次只能杀灭一定量，而另一些则幸存下来，它是复发的祸根。因此，一旦明确诊断，就应短期内给予常规最大耐受量，把白血病细胞杀至最低点，药量要充足，治疗切不可中途停止。期间，应加强全身的"扶正措施"，以提高病人身体的免疫力。

4. 间歇：现有大多数的化疗药物选择性低，既杀灭白血病细胞，也杀伤残余正常增殖池中处分裂状态的正常血细胞，故毒性很高，疗程宜短，间歇而反复用药。合理的疗程时间应比白血病细胞周期时间稍长，急性白血病的倍增时间为4~6天，故化疗以5或7天为一个疗程较合适。如果白细胞计数特别高，下降不显著，疗程可延长至14天。由于残余正常增殖池内的干细胞发育至成熟并释放入外周血循环需8~14天，故间歇期也以8~14天为宜，然后再用下一个疗程。

（五）缓解后化疗

急性白血病经有效的诱导缓解化疗后，即进入完全缓解（CR）期。所谓CR期，是指患者自觉症状好转，白细胞计数基本正常，骨髓涂片内原始细胞低于5%，切片内找不到白血病性原细胞集簇，贫血也改善，一般要求血红蛋白在10克以上。不过，倘若诱导方案中含有阿糖胞苷和柔红霉素等一类脱氧核糖核苷酸合成抑制药的病人，由于该药能诱发幼红细胞的类巨幼细胞变，故CR初期血红蛋白往往达不到10克之标准，应适当放宽。

经诱导CR后，虽临床与血液化验已查不出异常，白血病细胞从10^{12}降至10^8以下，表面看来已被杀死99.99%，实际体内还残留50克以上的白血病细胞，若不继续给予缓解后治疗，势必于短期内复发。急性髓细胞白血病的倍增时间（TD）很短，推算只要残留1个白血病细胞，经过150天左右的分裂增殖，就能达到临床复发的水平。可见，进入CR期，只是治疗见效的开始，还必须继续用药，对残留的血癌细胞持续进行打击，这是一场"持久战"，切不可放松。经验证明，任何一种化疗药物长期使用后，最终难免出现复发；原因是白血病细胞改变了自身的代谢途径，不再受此种药物的抑制，医学上称"抗药性"。

所谓"缓解后化疗"，国外和国内的做法是不同的，即使在国内，不同地区或同一地区不同医院之间做法也不完全相同。但生搬硬套国外的经验并不可取，这是因为不同国家，不同人种在体质、化疗耐受力、诱导化疗强度、支持治疗得法与否，均受众多因素的制约。

通常做法是：急性白血病患者经诱导缓解和巩固治疗，骨髓涂片和活检切片均达CR标准后，患者即可出院，并嘱咐继续做好以下两件事：

（1）维持缓解：采用与诱导缓解不同药物，剂量宜小，以口服为主，为防耐药性的产生，可采用多种药物定期轮换。此期防治髓外白血病、尤其急淋时的脑膜白血病要积极，与医生密切配合，定期鞘内注射化疗药物。

（2）加强化疗：所谓加强化疗，是指在缓解期内，定期接受强烈疗程的化疗，以期达到根除残余白血病细胞的目的。早期加强化疗，是指诱导成功和巩固化疗后1年以内的病例，由于患者正常骨髓尚未充分恢复，对大剂量的化疗药物耐受性低，并发症多，故这时应采用最低有效量。后期加强化疗，是指已持续CR超过1年的急性白血病患者，骨髓红系、粒系和巨核系等三系细胞已渐渐恢复，故能耐受较大剂量的化疗。

缓解后化疗究竟持续多少年才算"治愈"、才能停药尚无定论，各家做法也不统一。时至今日，可以说尚不存在百分之百的"治愈"、不残留白血病细胞的检测手段。一般来说，缓解后化疗，持续3～5年后，在决定是否停止治疗前，要测骨髓活检切片内有无显微镜下可见的"微小残留病变"，如确认无，即可停止治疗。

二、造血干细胞移植

（一）造血干细胞概念

人体的许多器官和组织主要由已分化的细胞所构成，因而无增殖与自我更新的能力。但骨髓造血组织、胃肠道黏膜、皮肤和性腺等组织就具有广泛增殖、分化和自我更新的潜力，主要与这些组织中存在干细胞有关。干细胞是从西文"stem cell"一词译来，stem原意为骨干，顾名思义，它是一种造血的骨干细胞。所谓"分化"这一医学术语的定义是：在起始细胞内具有不同的特性。通俗地说，就是干细胞或祖细胞从全潜能或多潜能发育成为单潜能这一生物学行为就称分化。

自我更新与多向分化是造血干细胞的主要特征。所谓自我更新，是指该细胞经正常分裂后，仍保持其原有特性，干细胞自我更新的几率是1/2，每个干细胞分裂后产生两个子细胞，其中一个保存于干细胞池，另一个进行分化，离开干细胞池，分育成为造血祖细胞。故干细胞的增殖是不放大的，只有这样，干细胞池才能保持自身稳定。再一点，自我更新不是无限的，一个干细胞经100～500次的增殖分裂后，自我更新的能力就将明显减弱，已进入分化途经的子细胞，医学上称为造血祖细胞，其进一步分裂后，就逐步失去自我更新的能力。在所有的骨髓细胞中，只有全能干细胞和小部分早期多能祖细胞（也称始动细胞，LTC-IC）具有自我更新和自我维持的能力，而中、后期祖细胞以下的其他各阶段造血细胞只能增殖，而无自我更新和自我维持的能力。故干细胞靠自我更新和自我维持使自己永不消亡，而后期祖细胞以下各阶段因分化到终末而必然通过凋亡而消亡。可见全能干细胞和多能始动细胞在体内长期永久地重建造血，而其他细胞则不能，故造血干细胞起着"种子"的作用。造血干细胞主要存在于造血组织内，包括：骨髓、人胎儿肝脏（3～5月龄），人胎盘-脐带血和人外周血。因此，造血干细胞移植实际应包括骨髓移植、人胎肝-干细胞移植、人胎盘-脐血干细胞移植（简称脐血干细胞移植）和外周血干细胞移植等四类。1975年美国托马斯医生首先报道100例晚期急性白血病患者，经HLA（人类白细胞抗原）相合同胞的骨髓移植，13例患者获长期存活。

在人类，胎儿在母体宫内之胚胎发育期中，胎儿的肝、脾均属造血器官，尤其3～5个月的胎肝中，富含增殖力很强的全能造血干细胞，而T淋巴细胞含量极少，仅占1%～2%，因此，移植同种胎肝干细胞，引起移植物抗宿主病（GVHD）的机会很少。只要输入的胎肝造血细胞总数在5×10^7/公斤以上，就有成功的机会，现有条件下，胎肝来源相对较易。意大利的罗卡莱利医生早在1980年就报道8例顽固性急性淋巴细胞白血病患者，经大剂量化疗后移植胎肝细胞悬液，各例均获得完全缓解。

（二）"干细胞输注"和"干细胞移植"

凡进行干细胞移植的患者，一定要在移植前经过"预处理"，而干细胞输注的患者不必经事先HLA（人类白细胞抗原，也称组织相容性抗原）配型，受者也未接受正规方案的"预处理"因而供者的造血干细胞不可能在受者体内长期存活，也就不可能取得造血重建和免疫重建的双重目的。

1."预处理"是指在进行干细胞移植前，先给患者一个疗程的大剂量化疗，加或不加全身照射（TBI）而言。预处理的目的：

（1）使病人骨髓和其他部位的白血病细胞或其他血癌细胞进一步被杀灭，以期尽量避免复发。

（2）杀伤病人体内的免疫活性细胞，抑制其免疫功能，预防或减轻对植入供体干细胞发生排斥反应。

（3）使病人骨髓基质打龛而腾空（相当于在地里挖洞），使输入的干细胞有种植场所（相当于把种子种在土地里）。

2. 在骨髓移植排斥反应的研究过程中，首先发现了一组"组织相容性复合物"（MHC）的抗原基因，是指在染色体上处于固定位置的遗传点，具有自我复制的能力。在人类MHC的抗原基因是定位于第6对染色体短臂P21区的"人类白细胞抗原"（HLA）系统，此组基因集中在第Ⅰ、Ⅱ、Ⅲ类抗原区，与调控移植免疫的相关抗原主要位于Ⅰ类和Ⅱ类抗原区。其中，Ⅰ类MHC抗原主要包括HLA-A，HLA-B和HLA-C；Ⅱ类MHC抗原包括HLA-D，HLA-DR，HLA-DQ和HLA-DP。

异体造血干细胞移植需做供者和受者的HLA配型，要寻找HLA配型完全相容或1~3个点不合的供者。而"输注"只需ABO血型相合即可。再则，"移植"和"输注"后的临床经过也不同。"移植"的患者经大剂量化疗（有时还加放疗）预处理后1~2周，病人外周血检测三系细胞均显著下降，白细胞常降至"0"，髓内"空虚"。这时，患者骨髓内的白血病细胞增殖池和残余正常造血细胞增殖池处于增殖状态（M期+G_1期+S期

+G$_2$期）的"好"（良性）细胞和"坏"（恶性）细胞群理论上要求均被杀光，使骨骼内两种增殖池处于"空虚"，患者进入"高危期"非常容易感染和出血，患者应置于层流菌病房隔离保护，接着就"移植"HLA相合供者的干细胞（通过静脉输入），或者预处理前采集冷冻保存的自体造血干细胞进行"救援"，使已空虚的骨髓获得造血和免疫重建。一般来说，自体干细胞移植后2～4周，异体干细胞移植后3～6周，病人的造血功能才能慢慢恢复，反之，"输注"后患者立即可获一定量的三系血细胞，病情可有所改善，但不会持久。

（三）骨髓移植

骨髓移植（BMT）是骨髓造血干细胞移植的简称，是植入异体（亲兄弟姐妹或无关供者）骨髓或自体骨髓内的干细胞到病人患者体内，使病人的造血和免疫功能得以重建的一种现代细胞工程技术。

骨髓移植主要有同种（异体）和自身BMT两类，而同种BMT又分同基因和异基因BMT两种。人类的同基因BMT是指遗传基因完全相同的同卵双胞胎间的移植，即供、受体间基因型完全相同，只在染色体上具有固定位置的遗传点，在脱氧核糖核酸（DNA）的表现上完全相同。中国人双胞胎的发生率约180次妊娠中遇见一次，上海地区同卵双胎的发生率为0.2476%，异卵双胎的发生率为0.3386%。因此，两个都是男或两个都是女的同基因BMT的机遇十分罕见，通常不足供骨髓者的0.5%，双生子的另一方所提供的骨髓干细胞易于植活，一般不发生异植物抗宿主病（GVHD），但白血病易于复发为其主要缺点。

人类的异基因BMT，是指其他非同卵双胞胎人群的骨髓，移植给白血病或其他血癌受者体内，常用的有三种。

（1）亲兄弟姐妹间HLA相合的供髓者，按门德尔遗传定律，兄妹间匹配的几率为25%。

（2）家族中HLA不相合的供髓者，这类BMT可以是1个、2个或3个基因位点不合，植入很易失败，长期无病生存率＜40%。

（3）HLA相合的无关供者，指与白血病患者无血缘关系，但HLA相匹配的义务献髓者。从无血缘关系人群中（骨髓库，也称HLA库）寻找HLA配型完全相合的供者，其配型相合率约为1/100000，从开始寻找到采集骨髓或外周血干细胞输给患者，整个过程的需费时4～6个月。目前，世界各国已建立了约600万人的骨髓库，骨髓库是将志愿报名献髓者的白细胞抗原（HLA）分型，并将资料输入电脑保存以备随时检索。有利于开展无关供者的BMT（UD-BMT）。倘若一个国家能建成30万人规模的骨髓库，那么，任何一例血癌病人均有机会找到一个HLA相合的无关供者。我国大陆和台湾省也均建有骨髓库，如台湾慈济会的骨髓库已登记HLA配型的供髓者超过30万人。

至于自体BMT，是指白血病或其他血癌病人经化疗获完全缓解后，取其自身骨髓冷冻保存，再经大剂量化疗，或复发后化疗，继而回输解救，不受HLA配型的限制，但也易复发为其缺点。

就现阶段而言，BMT不可能100%治愈白血病，因为白血病患者经化疗结合BMT后，年轻早期病例无病生存（医学上不用"治愈"这一概念）能达3～5年者约占50%；中期病例存活3～5年者占30%～40%；晚期病例则低于20%。近20多年来，BMT的确已成为急、慢性白血病的一种较为理想的治疗手段，但事物总是有利有弊的，人们在实践中不断加以总结，发现BMT存在以下一些问题：

（1）供髓者必须麻醉后在手术室进行操作，国外都采用全身麻醉，有一定的并发症；国内一般采用硬膜外麻醉，并发症少，但供者有较多疑虑。

（2）我国实行计划生育的国策，异基因移植供髓者来源极少。

（3）供髓者最关心的是抽取骨髓后会否影响健康，会否留下后遗症。

中国红十字会中华骨髓库虽于1992年已建立，但对一个拥有13亿人口的大国来说，至今尚成不了规模，显然与人们对献髓存有种种疑虑有关。

（4）BMT后白血病复发者并不鲜见。

由于以上一些问题，故近些年来BMT已少采用，相反，国际上外周血和脐血干细胞移植发展非常迅速，有逐渐替代BMT的趋势，尤其在恶性淋巴瘤的治疗中，自身外周血干细胞移植已经完全替代了自身骨髓移植，其原因在于外周血干细胞移植能更加迅速地获得造血的重建和恢复。

（四）外周血干细胞移植

随着二次世界大战后核时代的到来，刺激了实验动物核辐射对造血组织损伤的研究，证实了外周血循环中存在有使辐射后动物骨髓内血细胞再生的"干细胞"。直至20世纪60年代初，进一步证明了外周血干细胞可以重建骨髓造血。应用细胞培养技术，发现外周血中干细胞可以重建骨髓造血。应用细胞培养技术，发现外周血中的造血干细胞，是一种"不均一性"的细胞群体，亦就是说，它是由不同"年龄层次"的干（祖）细胞所组成，包括：全能干细胞，原始早期多能祖细胞（也即始动细胞），分化的粒-单祖细胞、早期红系定向祖细胞和巨核系定向祖细胞等。

造血干细胞的显著特征之一是在其细胞表面表达一种医学上称CD34$^+$的特殊抗原。最近，又进一步发现另一种更早期干（祖）细胞的标记物-AC133抗原。以上两种抗原携带三干细胞，均可通过一种叫"细胞分选系统"的小机器进行选择性分离后供移植用。

正常骨髓中干细胞的含量很少，占有核细胞数的1%～2%；外周血中干细胞就更少，占单个核细胞（MNC）0.01%～0.1%，这里所谓的MNC，是指除粒细胞以外的所有白细胞总称。其中，外周血内CD34$^+$细胞正常值为0.2%±0.1%，但每天通过血流的干细胞数量近乎骨髓里造血干细胞的总量，这就是进行外周血干细胞移植（PBSCT）的依据。不过，某一单位时段内，血循环内的干细胞数量很少。近些年来，发现正常人在注射某些造血生长因子后，外周血中CD34$^+$干细胞含量显著增多；其次，白血病和其他血癌患者缓解期给予造血生长因子和（或）化疗后，可使造血出现"反跳"并"动员"骨髓内的干细胞进入外周血，使外周血中CD34$^+$干细胞含量增至1%~2%，接近骨髓中的干细胞含量，这就是外周血干细胞可供造血干细胞移植的理由。如果是采集亲兄弟姐妹或非亲属无关供者的外周血干细胞进行异基因外周血干细胞移植（allo-PBSCT），因为供者是健康人，只需使用造血生长因子作动员剂，对身体无害而又安全；相反，如果是白血病患者进行自身外周血干细胞移植（auto-PBSCT），就必须在使用造血生长因子的同时，外加化疗的联合进行动员。

国际上PBSCT的起步还不到10年时间，与骨髓移植相比，PBSCT有很多优点，故近些年来，在恶性淋巴癌、实体癌，甚或急、慢性白血病的自体和异体干细胞移植中，PBSCT大有逐步替代骨髓移植的趋势。这是基于以下一些原因：

1. PBSCT只需用白细胞分离机采集，很方便，供者（不管是兄弟姐妹还是患者自己）不必进行麻醉，国外在全麻下采髓危及供者生命的并发症约占0.4%，而在血细胞分离机下采集干细胞不必麻醉，仅像静脉抽血那样，故也就无此风险。

2. 供者免去多部位骨髓穿刺抽髓的痛苦，易于接受，且可在门诊实施。例如，美国现有设立在居民社区内的17所门诊外周血干细胞移植中心，每家配有护士

1名，药剂师1名，血细胞分离技师1名，每个中心设有2～4张标准简易无菌层流床，干细胞分离室和1间血癌病人医学教育室，通过电池输液泵进行静脉输注。如果是骨髓移植，这种简陋设施就不可能进行。

3. PBSCT后，骨髓造血功能重建快，免疫功能恢复也早，出血和感染等并发症低而轻，降低了治疗相关死亡率，病人出院提早，费用也降低。

4. 以急性白血病为例，缓解期内骨髓还残留有少量"微小残留病变"（MRD），倘若取患者自身骨髓作干细胞移植，则内边残留的白血病细胞较多，而取自身的外周血，白血病细胞混入就少，故自体PBSCT复发率低。

5. 用血细胞分离机采得的外周血干细胞移植物中，富集大量的淋巴细胞，能明显提高移植物抗白血病（GVL）的效果，有利于杀灭残留在骨髓里的MRD。

6. 当前世界各国已建有超过600万人的"骨髓库"，也称HLA库。那么，随着骨髓移植渐被PBSCT所替代，即骨髓干细胞供者转变为外周血干细胞供者，而骨髓库这一名称是狭义的，确切来说应该改称为"干细胞库"比较合理。再则，"骨髓库"中并非已将志愿供者的骨髓抽出后贮存在库里了，而仅在此机构的电脑里贮存了供者的HLA配型数据，故实际仅是一个供随时检索的

"干细胞数据库"。

（五）脐血干细胞移植

脐血已成为继骨髓和外周血之后第三种造血干细胞的来源。脐血与骨髓不同，来源十分丰富，再加上HLA配型不完全相合亦可采用因此备受关注。

过去，从无血缘关系人群中（骨髓库）寻找HLA配型相合的供者，其配型相合的机遇约为1/10000。寻找过程往往需时4~6个月。故人们一直在探讨骨髓和外周血以外的干细胞来源。通过10余年的努力，终于发现胎盘和脐带血（简称脐血）里的干细胞较之骨髓里的干细胞不仅更为丰富和原始，且更具扩增能力。从而在临床造血干细胞移植中具有更大的发展潜力和使用价值。

1. 有关胎盘-脐带血干细胞作为移植物来源，与骨髓干细胞相比，有以下特性和优点。

（1）来源丰富：脐血都为废弃物，便于收集、保存。

（2）采集方便，对产妇和胎儿无伤害。

（3）与非血缘关系骨髓库（干细胞库）不同，脐血是以实物源先冷藏保存，不用担心供者临时变卦，可立即使用。

（4）HLA具有种族遗传性，而脐血库可以有组织地采集、克服人种差异，移植物抗-宿主病（GVHD）发生率低。如保存不同种族的脐带血，就可适应各种不同种族人群的需要。

（5）脐血中早期造血干细胞含量丰富，可以冷藏保存数年。脐血中有1%的单个核细胞高表达CD34抗原，属于很原始的干细胞和祖细胞，带有很强的增殖潜力，移植成功所需的干细胞数量要比骨髓低得多。

（6）脐血与成人外周血在淋巴细胞的组成上有所不同。脐血中的T-淋巴细胞幼稚，即未发育成熟，因此免疫反应性很弱，脐血干细胞移植后GVHD的发生率很低。

（7）大多数感染性疾病，尤其是病毒，感染的检出率很低。

2. 尽管脐血有许多特性和优点，但也存在许多问题。

近些年来，媒体常报道某些国家和地区风行保存新生儿脐带血，以备孩子日后万一得了某种恶性血液病时能派上用场，为此纷纷成立商业性个人脐带血储存库。但到目前为止，国外所有的脐带血库，包括美国的15家脐血库都不主张做自体脐带血的保存，这是基于以下一些理由：

（1）自体脐带血的保存对日后发现孩子患有诸如地中海贫血（我国南方各省常见）等先天性遗传性血液病无治疗价值。

（2）脐血中造血干细胞和祖细胞含量有限，一般均低于成人移植所需的干细胞数量。故天然脐血只能供婴幼儿和儿童期使用。不可能经贮存十几年甚或几十年后再供成年后的自体移植。也就是说一个人终其一生用自身脐血的几率几近乎于零。可见，为孩子贮存还是扔掉脐带血后果相同，这笔保存费用是可以省下来的。

（3）在超低温下贮存后的脐血干、祖细胞，其活力可保存多少年还未确切。

由上可见，我国不宜盲目推广建立商业性脐血保存库。由于脐血配型成功率较之骨髓和外周血干细胞配型成功率高出10倍以上，排斥现象也较骨髓和外周血干细胞移植为低。目前虽不主张做自体脐血保存，但不排除脐血库中的脐血干细胞可用于救助其他血癌患儿。

第五章　克隆性血液病缓解期内的自我保健

一、家庭护理

由于多数有效的化疗药物，不仅对白血病和其他白癌细胞均是细胞毒物，而且对病人体内某些敏感的更新型组织和细胞，譬如增殖池中残余的正常造血细胞、消化道黏膜细胞、生殖细胞、皮肤表皮细胞和毛囊细胞等也能产生严重的损害，导致严重的骨髓抑制与免疫抑制。因此，一旦诱导缓解成功，获完全缓解（CR）出院，患者及其家属必须与医院密切配合，做好缓解期内的家庭自我保健。

首先应该指出，进入缓解期，只是治疗见效的开始并非治愈，还必须遵医嘱继续用药维持，定期住院加强化疗，对残留的白血病细胞进行持续打击，切不可放松。其次，要最大限度地发挥机体的主观能动作用，自我调适，边治边养。并在居住环境、个人卫生、饮食起居以及合理使用能提高免疫功能的中成药方面精心安排，想尽一切办法提高内因（免疫力）作用，调动机体抵抗血癌细胞的能力。

1. 对家庭居室的要求：白血病经规范化疗诱导缓解成功后，患者的免疫系统处于严重抑制，中性粒细胞不仅数量少，质量也低，易导致各色各样的细菌、真菌或病毒入侵而引起感染。家属要为患者布置一个"生活小岛"，以期减少外源性病菌的侵害。其原则：

（1）居室朝南或东南，保证阳光充足，空气流通。

（2）居室宜小不宜大，单人位，避免交叉感染。

（3）有条件时室内装上一盏紫外线灯，每次照射1小时，可使空气内的细菌数减少约50%，但要注意眼睛的防护，可暂避或眼睛盖上毛巾，以防电光性眼炎，每天照一次，雨天早、晚各一次。

（4）经常接触的木器、家具，可用2%新洁尔灭擦拭，每周1次。

2. 注意皮肤清洁：重视个人卫生，勤洗澡、勤换衣，洗澡时应用抗菌药皂，对减少皮肤感染有利。冬季可用温水洗澡，女性患者注意便后坐浴，可用0.05%醋酸洗必泰（或高锰酸钾）液坐浴。

3. 注意口腔卫生：缓解期内病员中性粒细胞量低质差，加上化疗药物本身极易引起口腔发炎，表现口腔多发性溃疡，牙龈糜烂渗血，故口腔卫生非常重要。饭后和早、晚以温开水轻轻漱口，如有条件最好应用0.02%洗必泰或0.02%呋喃西林液漱口。如果口腔溃疡明显，切不涂抹龙胆紫，以免结痂而影响病情观察。可购西瓜霜润喉片含服，每小时2~3片，如能结合珍黄散用棉签于溃疡局部红肿外直接涂抹，每天3次，效果更好。珍黄散配方是：珍珠30克，牛黄2克，青黛50克，硼砂10克，孩儿泰30克，轻粉2克，枯矾6克，月石3克，共研细粉制成。

二、合理饮食

研究证明，以素食为主的人群各种癌症的发病率很低，多吃蔬果确有防癌抗癌作用。白血病和其他血癌病人缓解期内的饮食调配要合理，当然也要适当吃一些蛋品、鱼和肉类食物，合理饮食有抵抗和抑制血癌患者缓解期体内微小残留病变的可能性。

1. 多吃富含胡萝卜素的食品：胡萝卜素又称维生素A原，是蔬菜和水果中维生素A的主要存在形式，是视黄醇前体，分人工和天然两种，天然的无毒性，是一种高效防癌抗癌营养保健品。健康人每天喝10~20毫升的胡萝卜汁，就具有一定的防癌作用。这是因为胡萝卜素是一种强烈的抗氧化剂，吃后具有清除体内氧的自由基，防止自由基反应的始动。不仅可提高白血病和其他血癌病人缓解期内的免疫功能，也能增强T淋巴细胞的数量和活力。淋巴细胞是杀伤白血病患者体内残留病变的"生力军"。

富含胡萝卜素的蔬果有：胡萝卜（可用榨果机榨成汁，每天吃10~20毫升）、南瓜，苋菜、荠菜、芹菜、菠菜、丝瓜、番茄、黄豆、绿豆、海带、紫菜、蒜苗和香蕉等。

2. 多吃富含维生素C和维生素E的食品：早已证明维生素C与胡萝卜素一样，是强效的抗氧化剂，能增加体内T淋巴细胞的数量与活力，显著提高血癌病人缓解期内全身的细胞免疫功能，进而攻杀体内的残余白血病细胞。目前，肿瘤病人常用的α-干扰素具有抗癌、抗病毒和提高免疫力的效果。但如果病人能多吃富含维生素C的食品，就能刺激自体α-干扰素的合成，达到抗残存血癌细胞的目的。维生素C也有保护体内维生素E遭到破坏的作用，并能延缓残余正常白细胞凋亡和衰老。日常富含维生素C的食品有：胡萝卜、青蒜、蒜头、油菜、毛豆、苋菜、番茄、菠菜、香蕉等，凡富含胡萝卜素的食品也同时富含维生素C和维生素E。因此，多吃富含多种维生素和营养素的蔬果，比单吃维生素C片和维生素A、E丸更有益，也更为合理。凡缓解期内以吃鱼、肉为主而不吃或少吃蔬菜、水果的病人，必须改进饮食。

此外，经常染发的人，以及上班场所与居住处周围环境污染严重的人群，应每天多吃富含维生素C和胡萝卜素的食品，能起到一定的预防作用。

3. 多吃富含硒元素的食品：硒是一种有显著抗癌作用的元素。

（1）正常量的硒能提高抗体的产生，从而刺激机体的免疫反应。

（2）硒是一种抗氧化剂，有助于消除体内的各种自由基。

（3）硒能对贮积肝脏和骨髓内的苯和醛类毒物进行解毒。

富含硒的食品有：蘑菇、芦笋、香蒜、老蒜头、芝麻，动物肝、肾，尤其海产品中硒的含量十分丰富。如能从食品中每日摄取50～100克的硒元素，对缓解期病人十分有益。猴头菇和香菇内富含硒和香菇多糖，常食有益健康并具有抗白血病的作用，原因是香菇多糖能增强细胞免疫和体液免疫，补气作用显著。大蒜不但富含硒，口服大蒜或大蒜提取物有很强的抗真菌作用。

4. 适当饮茶：化疗期间常有病人问及是喝白开水好，还是饮茶水好。回答是肯定的，化疗期和缓解期病人，每天喝些高质量的淡茶有助于体内毒素的排泄，但对虚寒血弱之缓解期病人，不宜饮浓茶。日本的调查表明，在广岛原子弹爆炸后，凡长期有饮茶习惯的人群发生白血病的机会很低，存活率也高，这是因为茶叶中的单宁、咖啡碱和脂多糖一类物质能加速骨髓造血细胞中贮积的毒物（如苯），经胞吐作用（一种活细胞排出细胞浆内代谢产物和毒性物质的生理机能）排出，故每天喝适当浓度的淡茶，是当前最佳的"解毒"饮料。

5. 多吃富含姜黄素的食品，以生姜为主，有抗白血病细胞的作用。如每天以10～15克生姜切片煮汤后加些蜂蜜当饮料喝十分有益。

6. 荤素搭配合理：由于进食大量肉食后，肠道内厌氧菌明显增多，蛋白质分解代谢产物酚和氢醌量较之以素食为主者明显为高。可见酚与氢醌不仅是含苯染发剂的代谢产物，也可在吃大量肉食后经分解代谢所产生。而酚与氢醌是白血病和骨髓增生异常综合征的重要致病因素。故而血癌病人不宜进食大量荤食，还可每天喝些酸奶，以遏制肠道厌氧菌的大量生长。

三、常见症状的家庭处理

急性白血病或其他血癌病人诱导缓解成功后，必须按医嘱定期去医院进行强化治疗。治疗休止期在家调养期间，如果出现以下一些症状，在未进医院处理前，可适当做一些初步治疗。

1. 发热的预处理：据统计，约2/3的急性白血病者，于缓解期内可有不同程度的发热，约半数找不到确切的原因，如果发热持续3天不退，常系感染所致，应及时去医院诊治。如果热度不高，伴咽喉疼痛或口腔溃疡、舌红胖、苔焦黄厚腻、脉滑速，中医辨证属热毒内炽，气阴兼虚者，可酌情到中药房配2～3剂人参白虎汤煎服。即西洋参或红参3～5克，生石膏30克，知母10克，麦冬10克，青蒿10克，黄芩10克，石斛10克，甘草10克。每天一剂，有益无害。也可口服新癀片，每次2片，每天3次。

2. 出血的预处理：白血病患者缓解期内易致出血，故在家庭自我保健环节中预防全身各处出血很重要。各种常见的局部出血防治要点如下：

（1）皮肤出血：睡衣面料要柔软，床单凉席应光整洁净，避免杂屑划伤皮肤而致出血；步行时注意避免肢体碰撞硬物而致皮下瘀斑的发生；注射后压迫针眼的时间应久些，以免皮下血肿。

（2）齿龈出血：可用棉签蘸三七粉或云南白药粉轻压出血处，或用明胶海绵压迫出血，也可用中药马勃一小片压迫出血处。

（3）鼻出血：按摩前额，冷敷鼻部，并用手指在鼻翼侧向内压迫，如果仍不止血，可用消毒纱布来填塞压迫止血，一般48小时取出，以免过久引起感染。必要时去就近医院处理。

3. 家庭免疫治疗：非选特异性自动免疫刺激剂很多，但国内、外均以卡介苗（BCG）为常用，而且十分安全。国内有每毫升含BCG菌苗1毫克、15毫克、75毫克和150毫克等多种剂型，以75mg者为常用。接种方法很多，国外常以多铅头平板透皮接种法，国内以皮内注射法和皮肤划痕法，其中以皮肤划痕法简便而又安全，可作为家庭免疫治疗的最佳选择。开始1~2次可在医院或就近地段医院护士指导下进行。方法是：在上臂或大腿内侧淋巴管丰富处，经消毒后用针头轻压划纵向和横向各5条（5cm×5cm）划痕，共10条，以不出血为度，取每毫升75毫克剂型之BCG 1毫升，均匀涂布其上，稍干后用消毒纱布覆盖即成。于缓解后化疗间歇期用，每2周划痕接种1次，左、右侧肢体交替，强化治疗期暂停，间歇使用2~3年，待骨髓活检切片内微小残留病变确切消失后免疗即可停止。

（1）卡介苗不能失效，要冷藏保存（冰箱10~15℃）。

（2）接种以皮肤划痕法为常见，划痕处为长腿内侧及上臂内侧，经皮肤消毒后，用消毒针头横向及纵向各划五支血痕（绝对不能出血，但有血痕，力度把握要恰当）。然后将卡介菌苗溶于2ml左右生理盐水中，均匀用棉球涂在划痕处，自然风干吸收即可。

（3）如有发热等不适应停用。

（4）家庭非特异性自动免疫治疗仅在患者体内的白血病细胞负荷很低（小于10^5）时才能发挥作用，故必须在已取得完全缓解后使用较为合理；免疫仅对急性髓细胞白血病才有效，对急性淋巴细胞白血病则无效。

第六章　骨髓增生异常综合征

一、概论

骨髓增生异常综合征（MDS），即白血病前期，是一种常见血液病。其发病率在全球范围内有日益增加的趋势，较急性白血病的发病高3～4倍，故而推算我国每年约有30万例新发病的MDS患者。

人体血液主要由三种血细胞所组成，即：红细胞、白细胞和血小板。三者均由处于骨中央软组织内的骨髓所产生。MDS是一组发源于全潜能干细胞水平上的恶性克隆性血液病，其中的每一型均带有两种主要共同特征：①骨髓不能产生足量的正常血细胞进入外周血循环；②在所有的MDS各亚型中，其骨髓所产生的血细胞显示形态畸形，此即所谓"病态造血"，可在显微镜下的血和骨髓标本中看到。患者验血表现有一系或多系血细胞减少，某些病人可表现持续多年的红细胞和血红蛋白的降低，而白细胞与血小板则未受罹，另一些病人则表现红细胞和白细胞计数均降低，患者易发生感染。某些患者表现为血小板数降低，患者易发生出血。骨髓检验发现三系血细胞病态发育，又加上明显的无效造血。这里所谓的"无效造血"是指患者骨髓三系细胞增生非常活跃，但这些细胞发育达不到成熟即释放入外周血循环之前，就在骨髓里"原位"凋亡而死亡。故外周血表现红细胞、白细胞和血小板计数均很低。有25%~35%的MDS患者发展成急性白血病的风险，故而早年医学上称它为"白血病前期"。

二、FAB分类

在急性髓细胞白血病开始发病以前，人们对其前驱性造血功能异常的认识由来已久。在1953年的时候，Blook等人最早提出"白血病前期"这一概念。之后，Saarni或Linman等人又于1973年提出了"白血病前期综合征"这一血液病术语。现在看来，以上两个医学术语至少存在以下两方面的缺点：①并非所有本症患者最终均进展为急性白血病，而"白血病前期"或"白血病前期综合征"一词却带有肯定将进入白血病的含义，易引起患者及其家属的忧虑；②此术语易与那些有导致白血病转化倾向的疾患间出现混淆。

1974~1975年，由7位血液病专家联合组成了法、美、英（FAB）协作组，致力于急性白血病和其他克隆性血液病的命名与分类。至1976年，FAB协作组基于"白血病前期"一词缺陷的考虑，推荐改用"骨髓增生异常综合征"这一术语。之后，经过5年的实践，FAB协作组在观察了大量病例的基础上，于1982年明确提出了确诊MDS的形态学特点、MDS时原始细胞的定义，MDS五种不同亚型的诊断标准，以及对急性髓细胞白血病定义的修订意见，为深入研究本症提出了统一的概念和依据发挥了重要的推动作用。此种以形态学为基础的MDS分类系统，就称为MDS的法、美、英（FAB）分类。

FAB协作组根据患者血象和骨髓象内原始细胞数量，骨髓内环形铁粒幼细胞的多寡，再综合周围血单核细胞的增多与否，将MDS分为五种亚型，即：难治性贫血（RA），伴环形铁粒幼细胞增多的难治性贫血（RARS），原始细胞过多的难治性贫血（RAEB），转化中的原始细胞过多的难治性贫血（RAEB-T），以及慢性粒细胞-单核细胞白血病（CMML）。

在以上五种亚型中，RA和RARS两亚型属病情轻的低度危险型，患者骨髓里的原始细胞<5%。而RARS与RA之间的区别，主要是通过髓内红系幼细胞发育中铁的异常堆积于核周，形成特异的环形铁粒动细胞≥15%

而识别。使用特殊的铁染色后，能在骨髓抽取物涂片中看到，当骨髓内原始细胞数渐见增多，预示疾病更为进展。FAB分类中的RAEB规定骨髓中的原始细胞介于5%~19%；而RAEB-T规定骨髓原始细胞在20%~29%，此两亚型均属病情较重的高危型。当骨髓原始细胞≥30%时，就应诊断为急性髓细胞白血病了。

CMML是MDS的第5亚型，本型以血液单核细胞的增多为特征。如果在全血分类计数中单核细胞计数≥1000个/mm^3，加上骨髓原始细胞在5%~19%就可诊断为CMML。尽管外周血单核细胞数增多，但CMML既可出现白细胞计数的降低，亦可正常或增高。按FAB协作组的意见，CMML又可再区分成两亚型，即：①非增殖性（病态造血型）CMML，其时白细胞计数≤12000/mm^3；②增殖性CMML，其时白细胞计数>12000/mm^3，细胞计数升高外，增殖性CMML时尚可伴有其他特点，包括肝和脾的肿大。

FAB协作组分类可用来预测MDS患者的预后，包括患者长期存活的可能性，以及向AML转化的危险度，在这方面，RA和RARS属低度危险的MDS，预后良好。而RAEB-T是以较差的生存和转化至CML的高度危险性为特征。根据骨髓原始细胞百分率，RAEB和CMML应看作介于相对较好的中间预后组。

三、骨髓增生异常综合征的WHO分类

MDS是当今血液病学中信息度较低的一组"灰区疾病"。随着研究的日益深入，血液和病理学工作者们发现，FAB协作组单纯以细胞形态学的分型方法存在不少争议之处，从1995年开始，WHO委托欧洲病理学工作者协会和欧洲血液病理学会，着手致力于制订一个新的WHO血液恶性肿瘤分类方案的准备工作。随后，WHO于1997年11月，在美国弗吉尼亚（Virginia）召开了造血和淋巴组织恶性疾病分类和血液病理学讨论会，对有关MDS的FAB分类进行了较大修正，并于2000年正式发表了MDS的WHO新分型。目前，MDS的2008年和2009年修正的新分型又获得了进一步改善。对过去分型中考虑为分类不明且伴单系病态造血的患者可进行正确且与预后相关的再分型。此组病例包括：单一巨核细胞系病态造血，外加孤立性血小板减少的患者，称难治性血小板减少症（RT）；或者仅伴单一粒细胞系病态造血，外加孤立性中性粒细胞减少的患者，称难治性中性粒细胞减少（RN）；仅表现的贫血，仅有红系病态造血，但环形铁粒动细胞＜15%的患者，称难治性贫血（RA）。这些患

者血液中无原始细胞，且骨髓中的原始细胞<5%。

目前，儿科血液学家和血液病理学家们一致认同，凡外周血原始细胞计数介于2%～19%和（或）骨髓原始细胞介于5%～19%的儿童病例，可按照成人同一标准认定为儿童型MDS。然而，与成年人相比，儿童MDS中RA十分少见，一开始就并存血小板减少和（或）中性粒细胞减少者更为常见，且常合并骨髓增生减退。在WHO第4版本中，将儿童MDS列为一个临时性亚型，即称儿童难治性血细胞减少（RCC）。目前，RCC的范围，是保留外周血原始细胞<2%，骨髓中原始细胞<5%，再加上持续血细胞（一系或多系），明显显示病态造血的儿童病例，往往RCC患儿骨髓活检切片常提示属增生减退，倘若无MDS相关的染色体异常存在，那么，RCC与儿童再生障碍性贫血或先天性骨髓衰竭综合征间的鉴别可能会非常困难。

四、灰区病

按照国际上的惯例，在系统论和控制论中，以颜色代表信息度，凡信息确定（已知）的为白色，信息不确定（未知）的为黑色；部分确定，部分又不确定的为灰色。"灰学"就是以信息不完全确定的灰色系统为主要研究对象。

运用特定的方法在研究和描述信息不完全确定的疾病或系统，并进行预测，决策和控制的一种崭新理论。在血液病学领域内，MDS就是一种信息度非常不定的典型"灰区疾病"，故而是当今国内、外"医学灰学领域"的主要研究对象之一。

五、病态造血

病态造血是克隆性MDS诊断的核心问题之一，意指红系、粒系和巨核系细胞数量与形态的异常以及三系造血细胞的形态与内在结构统一性的丧失。当此种发育紊乱的细胞占各系血细胞的10%～20%及以上，提示该系病态造血的存在。

病态造血是一个医学术语，当在显微镜下观察时，可见细胞形态的异常。血细胞的病态造血可在MDS各亚型患者的血和骨髓涂片以及骨髓切片中看到。

1.红系病态造血

（1）涂片：片内红细胞大小不一，类巨幼细胞变，多核，分叶核，核碎裂，核间桥，宽基核芽，核（浆）发育同步失调，3核和5核（病态奇数分裂），多核中核体大小不一（病态多极分裂），幼红细胞丝连易见，某些亚型检出环形铁粒幼细胞增多。

（2）切片：小梁旁或骨小梁表面检出处于同一发育时段的幼红细胞簇，即同期幼红细胞岛。

2. 粒系病态造血

（1）涂片：早幼与中幼粒细胞内颗粒稀少或缺失，巨大颗粒常见。晚幼与成熟中性粒细胞内特异性颗粒减少或缺乏，易检出假性佩-许样异常和环形核中性粒细胞。

（2）切片：3～5个或以上原始与早幼粒细胞聚集成簇，即称幼稚前体细胞异位（ALIP），≥3处/mm^2面积为阳性。低危型时约50%病例存在ALIP，高危型时100%病例的切片有ALIP（＋）。

3. 巨粒系病态造血

（1）涂片：巨核细胞数常增多，检出核分叶过低，巨大单个核型，多个小圆核型和微巨核细胞。

（2）切片：多形性明显，胞体大小不一，微巨核和巨大巨核易见。易向小梁旁区和骨小梁表面转位。且成簇分布常见。

血细胞的病态造血，既可见于MDS，也可见于与之完全无关的其他疾病，如慢性酒精中毒、HIV感染、营养缺乏（如维生素B、叶酸或铜的缺乏），以及接触某些毒物等。所有以上情况，均可导致血细胞计数的降低。临床上少数被诊断为MDS的患者，实际可能属于因维生素B_{12}吸收降低相关的自身免疫性营养性贫血，最终可出现与MDS相似的血细胞变异。慢性酒精中毒也极易诱致与MDS时所见的血细胞形态改变，故对嗜酒者检出血细胞的病态造血而疑及MDS时，必须劝导其完全停用酒精至少6个月，如果经节制饮酒6个月后，病态造血和血细胞计数的降低仍无改善，那么MDS的诊断才能成立。

六、常见临床表现

当一例MDS患者初次被诊断时，贫血往往是最为常见的症状。贫血可以很轻，而且常在体检或因其他理由进行血常规检查时被发现。一旦贫血进一步加重，就可引起乏力和活动后心慌、气短等症状。

MDS患者诊断时常可显示不同程度的白细胞计数降低（白细胞减少症）或中性粒细胞计数降低（中性粒细胞减少症）。一旦中性粒细胞计数出现进行性降低，尤其是$<0.5 \times 10^9$/L时（粒细胞缺乏症），患者即可出现反复感染（尤以细菌感染），即使用适当的抗生素治疗也难以控制。

临床上，血小板计数的降低往往是MDS患者初发症状中的一种次常见表现。出血或紫癜是重症血小板减少症（血小板计数$<20 \times 10^9/L$）最为常见的症候。往往提示MDS已由低危进入高危状态，或可能将转化为AML。

七、治疗

（一）体内铁质过多的处理

凡伴有体内铁负荷过多的MDS患者，必须使用铁螯合剂以清除血液中过多的铁。临床上，一般主张输注红细胞20～30次后才开始使用铁螯合剂。究竟患者是否已处于铁过载的危险中，通常可经血清铁蛋白浓度的测定作出判断。当患者的血清铁蛋白浓度接近2000～2500μg/L时，医生就应监控患者的器官功能有无损伤。如果患者铁蛋白值已达2000～2500mg/L，并已出现与铁过载相关的器官功能异常，应使用铁螯合剂，以阻止器官严重损伤的发生。

有效药物之一是甲磺酸去铁胺（deferoxamine mesilate），商品名得斯芬（desferal）或称除铁灵。此药是近30多年来常用的铁螯合剂。尽管它能有效降低铁质负荷，但因其在血液中的半衰期很短，故必须每周给药5～7天。一般采用轻便的手提式输液泵进行缓慢皮下输注（8～12小时），患者可以任意走动，十分方便。也可经24小时缓慢输注，每周输注5～7次。注意在皮下注射时，针头刺入点不能离真皮层太近。

另一种与输血相关铁负荷过载的替代治疗药物是地拉罗司分散片（deferasirox），商品名exjade，是2005年由美国FDA批准供β海洋性贫血和MDS等输血相关铁过载的口服型铁螯合剂。地拉罗司片属亲脂型铁螯合剂，半衰期为12～16小时，每天口服1次，20mg/kg，疗程6～12个月。

（二）亲脂型铁螯合剂地拉罗司片

地拉罗司分散片（deferasirox）是一种耐受性良好的新型口服铁螯合剂，临床使用时要注意其副作用。最常见的副作用包括：约34%患者治疗期间出现血清肌酸酐的轻度非进行性升高；19%患者出现蛋白尿，表明肾功能有损害；26%患者有消化道功能的紊乱，出现恶心、呕吐、腹泻和（或）腹痛；常与药物剂量有关，典型者症状轻至中度，且副作用随持续用药而渐次降低。其他少见的副作用有包括皮疹（7%患者中发生），通常轻度且持续时间很短。如果胃肠道或皮肤副作用的症候较重，就应调整药物剂量，重新自小剂量开始，然后再逐步提高剂量。如果皮疹严重，可给予口服泼尼松常可取得疗效。约2%的患者可出现肝功能异常，往往与肝内的铁过载有关。此外，高频听力丧失和眼晶状体变性就比较罕见。

临床上，凡使用地拉罗司治疗的患者，为判断药物对铁清除的效果，应定期作血清铁蛋白浓度的监测，一般认为，每间隔1~3个月检测1次较为合理。通常在治疗的最初数月中，应每个月检测肝和肾功能1次，如果测得的肝、肾功能正常，监测时间间隔可适当延长。耳和眼科的检查治疗前就应开始进行，之后每年应复查1次。

（三）氨磷汀治疗

氨磷汀是美国食品与药品监督管理局（FDA）批准上市的第一个泛细胞保护剂，也即属于广谱的选择性细胞保护剂，目前国内生产的一种结晶型三水化合物氨磷汀（商品名为安福定）。

氨磷汀是一种以放射性保护剂发展起来的氨基硫醇磷酸盐。对正常组织具有不同的保护作用且肿瘤放射耐受性不增高。在受照射动物中对继发肿瘤的发生也有保护作用。临床上，在使用烷化剂和铂基类药物时出现的细胞毒性影响，氨磷汀也有保护正常组织的功能。已证明，氨磷汀主要依赖正常组织和活性代谢产物，在干细胞间隙迁移过程中，通过膜-结合性碱性磷酸酶，使得亲代化合物的脱磷酸化作用顺利完成。与正常组织相比，肿瘤组织中的膜结合性碱性磷酸酶浓度相对较低，据此，就能解释为何氨磷汀具有选择性的细胞保护作用。此外，已发现氨磷汀在MDS时可产生营养性效果，主要经抗氧化剂作用，或者通过多氨样（polyamin-like）效应。MDS骨髓细胞与氨磷汀短期接触，就能对造血祖细胞产生刺激作用。并使CD34$^+$细胞中的凋亡降低。用氨磷汀治疗后能使一定比例的MDS患者出现多系造血的刺激作用。此外，氨磷汀与己酮可可碱（pentoxifylline）、环丙沙星（ciprofloxacin）和地塞米松的联合应用，显示有一定程度的临床效果，推测这些联合效果是通过干扰TNF-α活性而发生。

（四）5-氮杂胞苷和地西泰平治疗

5-氮杂胞苷（商品名vidaza）是一种由美国FDA批准用于治疗所有5种FAB-MDS亚型的药物。既可在新诊断的，也可在先前已经治疗过的原发性或继发性MDS患者中使用。而地西泰平主要由FDA批准专供IPSS的中危-1，中危-2和高危组患者中使用。这两种药物有高强度的治疗作用，比较适用于急性白血病进入高度危险的中、高危病例，能延缓MDS向急性白血病转化的期限，对骨髓原始细胞计数未增高，但显示血细胞计数较低的低危MDS患者，可提高其血细胞计数。在临床实际工作中，经治医生在选用这两种药物时，必须在潜在危险和可能取得的裨益之间进行认真权衡。这对仅显示单一贫血的低危病例尤为重要。如果症状性贫血属仅有的血液计数问题，加上如果血清EPO浓度不高（＜500U/L），那么，重组人EPO等药物应考虑首选，不仅药物的耐受性良好，且不引起白细胞或血小板计数的降低。由于5氮（杂）胞苷和地西泰平均能明显抑制骨髓，进而引起患者血细胞计数的明显降低，故低危MDS患者不宜首选。只有在其他选择，如贫血的红细胞输注和EPO的应用，或5q-MDS患者在来那利度胺治疗无效时才可供选用。

（五）西药与中药结合治疗

21世纪克隆性恶性血液病，尤其高危MDS的治疗，将从传统细胞毒药物的攻击（即细胞周期特异性和细胞周期非特异性化疗），转向非细胞毒性（靶向性，促进凋亡等）药物的调节与转化方向发展。

在我国，MDS的发病率日益增多，其中约1/3最终将转型至AML。如何逆转与阻断治疗这种严重危害人们健康的血液病是摆在了广大血液病工作者面前的一大课题，但目前现有的各种治疗药物是不可能达到这一目标的！开发中药治疗MDS是一项有十分光明前途的设想。

樱草糖基芫花黄素（daphne primeversyl

genkwanine,DPG）是我们于20世纪后期从Daphnegy植物提取获得的一种抗肿瘤植物碱，具有明显的促凋亡而产生抗原始细胞效应。Daphne全草具有活血化瘀、清热解毒、消肿止痛，并显示对人类克隆性血液病，尤其MDS和多发性骨髓瘤有明显的抗原始细胞效应，以及促进恶性细胞的凋亡作用。抑制恶性细胞的生长，对正常造血细胞不仅无抑制作用，且用药4~5周后原始细胞减少，血象改善，可明显改善血细胞减少症，尤其血红蛋白的升高明显，可大大减少对输血的依赖性。

月桂树属植物，我国南方各省常绿小灌木（本草纲目中无此植物药）。1979~1983年间我们初步提取结果证明，主要含樱草糖（木糖-葡萄糖）-芫花黄素（DPG），属右旋糖型的类黄糖。化学结构式：5-O-B-OH-樱草糖-芫花黄素，见图1。

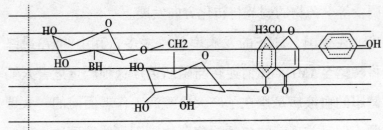

图1　DPG化学结构式

（六）防治感染

由于DMS常伴有一系或多系血细胞计数的降低，因此，MDS患者日常应特别注意提高其生活质量，降低与其血细胞减少症相关并发症的危险性。如果患者的中性粒细胞计数非常低（ $<0.5 \times 10^9 / L$ ），患者就有严重感染的高度危险，重者危及生命。为了降低患者发生感染的机会，一方面，患者的朋友和亲人罹患感冒或其他疾病时，应避免与患者接触；另一方面，如果患者的白细胞计数很低，应该避免去人群拥挤的地方，像影剧院、大卖场、集市和餐馆等场所。患者要勤于洗手，在触摸门把、楼梯扶手和与他人握手时均应戴上干净手套。由于宠物，如鸟、猫和狗常携带细菌和病毒，可影响MDS患者的健康，因此，要尽量避免接触。此外，DMS患者要尽量少进公园，公园里有接触真菌孢子的可能性，真菌孢子常是肺部真菌感染的主要根源。重视食物烹调的卫生、干净。如从熟食店购回的食品，应煮沸消毒后再食用。一旦MDS患者出现任何与感染相关的症状，如咳嗽、咽喉痛、寒战、发热和排尿烧灼感等，就应及时到医院处理。

（七）合理饮食

MDS患者与其他不同原因所致中性粒细胞减少症患者类似，医生应推荐采用中性粒细胞减少症患者宜食食品。表1列出MDS患者在中性粒细胞减少期内允许和应避免的食品。

表1 中性粒细胞减少症患者的食品

避免进食的食物	可以进食的食物
各种生肉类或加工过的冷肉类，如熏鱼	刚烹调的肉糜
未煮熟的肉糜（碎肉类）	已煮熟的肉糜
生蛋或含生蛋的各种食品（如蛋酒）	已彻底煮熟的蛋类
生水果或冷藏水果	罐头水果、香蕉、柑橘、甜瓜类，经他人（非患者本人）手消毒去皮开水消毒后立刻食用
生蔬菜、沙拉、冰冻蔬菜	煮熟的新鲜或冰冻蔬菜；罐装蔬菜
未煮的干果和干菜（带菌）	煮熟的干果和干菜
熟食店购回食品	熟食店购回食品严格冷藏，并重新煮熟后食用
未煮过的牛奶和奶油 乳酪和酸奶（带活菌的培养基）	经巴氏消毒灭菌或煮沸的牛奶及奶制品
暴露于室温下或打开包装的面包；各种饼干薄煎饼，烘烤食物	市售包装新鲜面包重新隔水蒸、新煮米饭和粥可为主食
未蒸煮过的调味品（酱油，甜酱）香料和中草药	烹调前将葱、蒜等香料加入食物中煮熟；中草药煎煮后即服
未经煮过的日晒茶叶和空气暴露的各种凉茶	包装的茶叶加水煮沸后饮用
纯净水和天然矿泉水	自来水、蒸馏水、瓶装饮料均应煮沸后饮用
生坚果，生蜂蜜	坚果去壳后烘烤熟，蜂蜜经巴氏消毒或加水稀释煮沸后饮用

MDS患者日常饮食的一般准则如下：

（1）避免进食未经煮熟的任何生冷食品。

（2）任何长期放置在室温下或冰箱刚取出的食品不能进食。

（3）含有可能作为活细菌培养基的食品（如酸奶）不能食用。

（4）认真清洁所有烹调用的厨房用具和日常碗、筷等用品，切菜板生、熟分开，严格消毒。

（5）烧煮食品者必须勤于用温水和肥皂洗手。

（6）不宜将食品暴露放置于室温下过久，要保持热的食品要热，冷的食品要冷，上桌后立刻食用。

2. 患者宜多吃新鲜而合理的蔬菜水果，适当吃一些蛋品、鱼和肉类食物，合理的饮食可提高MDS患者机体的免疫力。

第七章 急性髓细胞白血病

一、急性髓细胞白血病概论

急性髓细胞白血病（AML）是一种白细胞的肿瘤，其幼稚血细胞称为原始细胞（blast），该细胞于骨髓内迅速复制，且不能发育成熟成为正常血细胞。正常骨髓里含有750兆（兆=10亿）细胞，其中95%细胞表现出一定程度的成熟。而AML自诊断成立时计起即有约1000兆个白血病原始细胞，其中仅有极少量的残余正常骨髓成分。推测由于白血病原始细胞的进行性蓄积，骨髓腔内过分的"拥挤"阻止了骨髓正常血细胞的生成，使正常骨髓功能发生紊乱，引起患者贫血、易出血和易感染。因此AML是一种非常严重的疾病。按世界卫生组织（WHO）的分类原则，当骨髓内白血病原始细胞计数≥20%时，AML的诊断即可成立。此20%是临床医生用来对高危MDS和AML做出鉴别的"阈值"。

二、原始细胞和白血病细胞

当与血液病医生在讨论关于MDS和AML时，术语原始细胞无疑将经常提及，原始细胞（blast）是一种非常年轻的幼稚白细胞，可分化进而又分裂成更为成熟的血细胞。正常原始细胞与异常原始细胞不同，后者的明显升高即导致白血病，血液病医生们有时称异常原始细胞为"白血病细胞"。

原始细胞Ⅰ型（无颗粒性原始细胞）：即指过去胞质内既无非特异性颗粒，又无Golgi淡染区的原始粒细胞（myeloblast）。即无胞质颗粒的原始粒细胞称为原始细胞Ⅰ型。

原始细胞Ⅱ型（颗粒性原始细胞）：即胞质内有少数（6~20颗）非特异性颗粒（习惯上又称嗜亚尼林蓝颗粒、嗜天青颗粒、嗜联苯胺颗粒等，实属同义名）但核周又无Golgi淡染区的早期早幼粒细胞。

在正常骨髓中，含有大量的成熟中性粒细胞，但原始细胞总量<5%。在MDS时，骨髓内的基本异常之一是血细胞的发育与成熟障碍。由此，髓内成熟白细胞的数量明显减少，而幼稚细胞，包括异常原始细胞百分率常显示不同程度的增多。某些病例随病程的进展，异常原

始细胞数往往渐进性增高，成熟白细胞则进行性降低。

骨髓中原始细胞百分率是鉴别低危和高危MDS的因素之一。取自骨髓抽取物标本中的原始细胞计数，需采用Romanowsky 型染色中的Wright-Giemsa或MGG两种染色法，尽可能做到骨髓涂片要进行500个有核细胞的分类计数，算出原始细胞（及其等价细胞）百分率。

按一般规定，低危MDS骨髓原始细胞<10%，而高危MDS原始细胞高达10%~20%。原始细胞也可从骨髓释放进入外周血液。由此，血液中的原始细胞，如果存在的话，也可作为MDS严重性的一种指标。AML可从MDS转型而来，按WHO的规定，凡骨髓或血液标本中的原始细胞≥20%时，即可诊断为AML。

三、FAB和WHO分类

急性髓细胞白血病（AML）是一组由非淋巴性造血前体细胞赘生性增殖引起的克隆性恶性血液病，可由原始（粒）细胞，早幼粒细胞，原单核细胞，幼单核细胞，原、幼红细胞和原巨核细胞等不同的细胞类型所组成。

已很明确，诱致发生AML的病理生理是一个极为复杂的过程，以下两个步骤十分重要：①致白血病因素导致特定基因的结构畸变或突变，使得异常前体细胞克隆的形成；②通过进一步遗传性状的变异，累及一个或多个肿瘤基因和（或）抑制基因，进而转化为AML。

FAB组将AML分为M0~M7八个亚型，每型冠以"髓性"（Myeloid）一词的首字母大写"M"。尽管各亚型均源自共同的干细胞，但其免疫表型、临床所见、细胞遗传学异常、白血病细胞形态学和细胞化学特性，在各型中均有所不同。此分类是根据细胞形态学联合细胞化学结果，主要依赖骨髓涂片上的细胞分类计数，再外加免疫表型和细胞遗传学加以补充。AML的最低诊断标准是骨髓涂片内原始细胞≥30%。

早在2001年，世界卫生组织（WHO）联合血液病理学会和欧洲血液病理协会共同制定发表了第3版本的关于髓细胞系肿瘤的分型方案，此分型首次将遗传学信息与原先的形态学、细胞化学、免疫表型和临床表现结合考虑。自2001年第3版本AML分型发表以来，AML在遗传学、生物学和临床研究诸方面均又取得了长足进度，从而在2008年又发表了修订的最新第4版本AML分类方案。根据各地WHO的修正分类意见，凡原始细胞计数≥0.2（20%）时，即可诊断为AML。

四、临床表现

急性髓细胞白血病（AML）可发生于任何年龄，且无特殊性别差异。各型AML的临床表现类似，主要分两大类：一类系骨髓组织受白血病细胞浸润所引起的造血功能障碍；另一类为不同组织与脏器因白血病细胞浸润而引起的相应症状与体征。

（一）病程

多数起病急骤，进展迅速，病情凶险。临床常以发热和（或）出血为首发症状，常伴齿龈肿胀；另有部分病例起病较缓，于短期内常无自觉症状，以渐进性皮色苍白与无力为主，多见于老年人。

（二）由器官浸润引起的症状

1. 肝、脾和淋巴结肿大较急性淋巴细胞白血病少见，肿大淋巴结程度轻，常局限于颈腋处，约半数患者伴轻度脾肿大。通常在肋下5cm以内，＞8cm者以急淋为常见。

2. 各系统症状

（1）心血管系统：患者可表现心脏肥大，心包炎，贫血性心力衰竭和传导阻滞。心律不齐和心动过速很常见。

（2）呼吸系统：白血病浸润可发生在呼吸道的不同

部位。患者表现咳嗽、咯血、气促和胸痛等症状。偶尔病程中可出现胸腔积液。

（3）消化系统：半数AML病例可发生胃、小肠和大肠的白血性浸润。有时可出现消化道出血的症状。

（4）神经系统：由于多数化疗药物不易透过血脑屏障（仅为血液浓度的1/10），故脑膜白血病的发生率升高，成人AML脑膜白血病的发生率在6%~21%。

（5）泌尿系统：约50%AML患者可伴肾脏白血病细胞浸润，多数属非对称性。但此种浸润于生前能做出诊断者十分罕见。临床上，当AML患者于病程中并发高血压就应疑及肾脏浸润的存在。尿沉渣内检出原始细胞将有助于诊断，但阴性结果也不能否定肾脏白血病的存在。

（6）生殖系统：AML患者伴睾丸浸润者少见。但随着急性淋巴细胞白血病生存期的延长，女性子宫与卵巢，以及男性睾丸浸润发病率有逐渐增加的趋势。

睾丸白血病的临床表现主要是单侧睾丸肿大，偶尔也有双侧肿大者，质坚和阴囊变红色或棕褐色，多数无疼痛，少数有轻度胀痛感。睾丸白血病易于通过肿胀侧睾丸的针吸活检证实。

（7）骨与关节：以骨痛为首发症状者占儿童病例的25%，成人约5%。儿童常在四肢骨，成人则以胸骨、肋骨和椎骨常见，胸骨压痛对白血病的诊断具有一定参考意义。关节痛可呈对称性和游走性，但关节红肿少见。骨与关节疼痛的原因常与髓腔内大量白血病细胞增殖致腔内压力升高，压迫与破坏附近骨质，外加白血病细胞浸润到骨膜下等因素有关。

（8）皮肤：与血小板减少相关的皮肤症状是出血，包括瘀点、瘀斑和血疱等。非特异性的皮肤表现有痒疹、多形性红斑、荨麻疹、带状疱疹和剥脱性皮炎等。此外，由白血病细胞浸润可致特异性皮肤损害有斑丘疹，结节和融合性肿块等主要见于AML-M4和M5，成人病例多于儿童。

（9）口腔：齿龈肿胀、肥厚、溃疡和口腔黏膜坏死主要见于AML-M4和M5。患者口腔损伤明显。白血病患者因泪腺和唾液腺受白血病细胞浸润而出现无痛性肿大，称为米可利（Mikulicz）综合征。以慢性淋巴细胞白血病为多见，但AML和急淋也可见。

五、治疗

（一）促分化治疗

促分化治疗的目的并非消灭发育异常的白血性细胞克隆，而是诱导有缺陷的造血祖细胞发育成为较成熟的以及带有正常功能特性的血细胞。在未经治疗的AML患者中，由于可检出一定数量的成熟粒细胞和单粒细胞，表明这些患者仍保留有一定程度的髓系分化潜力，而且髓内髓系前体细胞证明均带有同一染色体异常。分化治疗试图使异常祖细胞得到改善，从而产生具有功能特性的血细胞，达到治疗的目的。

全反式维A酸是AML，特别是AML–M3（急性早幼粒细胞白血病APL）诱导分化治疗中最为常用的制剂。维A酸类（retinoids）是由视黄醇（维生素A）衍生而来，是人体视力、细胞增殖、细胞分化以及胚胎形态发生的重要调节剂。维A酸通过各种基因变异转录作用而影响细胞分化，一旦进入细胞后，维A酸必须转运至细胞核内才能充分发挥其效应。全反式维A酸（ATRA）对HL–60细胞系和APL患者的异常早幼粒细胞在体外有促分化效应，许多病例研究报告相继证明用维A酸治疗APL患者有效，可导致临床症状的改善，甚或进入完全缓释（CR）。

自1979年以来，人们相继发现小剂量阿糖胞苷（LDAC）可诱导急性髓细胞白血病细胞的分化，对处于MDS期的患者，较那些用LDAC治疗时已转化为AML的患者，前者有较高的CR率。必须注意，使用本疗法后，多数病例可出现中毒性骨髓抑制作用，故使用小剂量

Ara-C后仍需注意定期进行血液计数的监督。

高三尖杉酯碱（HOM）是一种对AML有一定疗效的粗榧属植物生物碱。使用小剂量HOM（0.5~1mg/d）亦有促分化效应。如果与小剂量Ara-C联合促分化治疗，可取得协同性的抗-MDS和抗-AML效果，而且无大剂量和常规剂量时所见的严重骨髓抑制现象。例如，使用小剂量HOM（0.5~1mg/d），加小剂量Ara-C（10mg/d），对高危MDS和AML患者，尤其老年病例值得一试。

（二）分子靶向治疗

目前，常用于恶性血液病的生物治疗手段有：单克隆抗体的分子靶向治疗；主动、被动和过继免疫治疗；放射免疫治疗；靶向bcl-2基因治疗和特异性小分子靶向药物治疗等。然而，21世纪的抗血癌治疗药物，必将从单纯细胞毒药物（联合化疗）的攻击，转向与非细胞毒性靶向性药物相结合的模式转化。

1. 玛洛泰（mylotarg,CMA-676）：是一种人源化的CD33单抗与卡奇霉毒的免疫连接物。2000年5月被美国FDA批准用于治疗年龄＞60岁的难治性、复发性AML患者，是第一种上市的携带细胞毒性药物的"魔弹"，此种药物结合型单克隆抗体，可特异识别白血病细胞表面的CD33，并与之结合后连同接合的卡奇霉素共同被"内化"，掺入白血病细胞的胞浆内，使卡奇霉素进入胞核内，与核内的DNA结合而发挥细胞毒性作用，诱使DNA双链断裂，进而杀伤白血病细胞。

2. 格列卫（glivec,STI571）：主要成分是甲磺酸伊马替尼，是目前最为成功的分子靶向药物，它能特异地结合在激酶结构域中的ATP结合位点，在细胞水平上抑制bcr-ab1引起的酪氨酸磷酸激酶的活化，选择性抑制PH1染色体阳性的CML和ALL患者的白血病细胞的增殖，并诱导其凋亡。目前，格列卫主要用于α-干扰素治疗失败后的CML-慢性期患者，也可用来治疗CML加速期或急变期病例。

3. 地西泰平（decifabine）：骨髓增生异常综合征（MDS）和AML时血细胞失去分化和成熟特性的原因之一，是与这些细胞内的众多基因，特别是正常产生并促进细胞发育成熟的蛋白质基因之一的变质或灭活有关。在人类MDS和AML时，已证明某些基因处于甲基化异常状态，在高危MDS时，已发现降钙素基因和细胞周期抑制者P15 INK46基因常处于高甲基化状态中，此即所谓甲基化变表现型。其时，患者存在多个始动-相关CPG岛甲基化作用的失常为特征。从而此组患者采用低甲基化制剂中的地西泰平治疗可能出现潜在性疗效。地西泰平能通过不同机制阻断甲基转移酶的功能，导致基因的甲基化作用减弱，进而引起肿瘤抑制基因的复活，细胞发育成熟获得改善。在小剂量时，也可起到促分化治疗作用。

4. 利妥昔单抗（rituximab,rituxan）：属抗-CD20抗体，商品名美罗华。是一种人、鼠嵌合性抗-CD20单抗，在几乎所有B-淋巴细胞上表达，于1997年被美国FDA批准上市，最早用于治疗复发性或难治性低度恶性或滤泡性β细胞非霍奇金淋巴瘤。目前，美罗华联合CHOP（CTX+ADM+VCR+Pred）方案化疗是滤泡性淋巴瘤最为有效的治疗方案。此外，美罗华单用或结合联合化疗对B-CLL亦有一定疗效。

（三）抗血管生成剂治疗

AML、MDS和其他"血癌"患者不仅血管生成因子增多，而且骨髓内血管数量亦显见增多。抗血管生成制剂中的沙利度胺，以及具有多靶点的新血管生成抑制药来利度胺，均有明显的抗"血癌"患者髓内血管生成的效果，使癌细胞缺氧和缺乏营养而诱致凋亡，达到治疗的目的。

1. 沙利度胺（fhalidomide）：商品名反应停，是一种抗血管生成和免疫调节物质。近10多年来，使用沙利度胺在治疗各种恶性血液病，包括AML、MDS，其他急、慢性白血病，多发性骨髓瘤和骨髓纤维化等均取得了一定效果。过去常规剂量100~400mg/d，口服。当剂量＞200mg/d时，患者耐受性差，常伴神经毒性、嗜睡和便秘的发生，使得中毒相关停药率高达50%以上。近些年来发现，使用小剂量沙利度胺（25~100mg/d，平均50mg/d）口服，不仅可进一步提高疗效，且毒性明显降低。

2. 来利度胺（lenalidomide）：商品名Revlimide，是目前供作5g-MDS患者选用的一线治疗药物，但亦可供作"非5g-染色体异常的其他MDS亚型、AML和其他"血癌"患者选择性应用，并具有一定疗效。经美国FDA批准，凡必须依赖输血才能维持正常红细胞计数和血红蛋白量的5g-MDS病例，以及IPSS积分病低危至中危-I型的与5g-MDS患者均可使用来利度胺。为何5g-综合征患者把来利度胺可作为首选，是基于本药不仅具有很高的红细胞反应率（包括血红蛋白的真正改善），而且很多原本需定期接受红细胞输注的患者，用药后可停止接受输血。目前已证明，来利度胺对非5g-染色体异常的其他MDS亚型也有一定疗效，用药后约半数患者无需再输血或仅需半量输血，总的红细胞反应率达45%。

第八章 急性淋巴细胞白血病

急性淋巴细胞白血病（ALL）是一种起源于髓内淋巴细胞的克隆性增殖引起的恶性血液病，常伴有受罹肿基因的染色体畸变。按法、美、英三国（FAB）协作组分类法的规定，凡骨髓或外周血原始淋巴细胞≥30%时，ALL的诊断就能成立。而在世界卫生组织（WHO）的造血和淋巴组织恶性疾病分类中，则规定骨髓原始淋巴细胞≥20%就足以确诊患了ALL。

ALL主要见于儿童和青壮年，约80%的儿童急性白血病属ALL，发病高峰为3岁。成人则介于10%～20%。患者的临床表现常与骨髓被原淋巴细胞广泛替代有关，致正常造血成分显著减少，血涂片内原始淋巴细胞明显增多，而中性细胞和血小板则显著减少。

患者贫血而致疲乏无力、发热、出血，表现为皮肤瘀点、瘀斑、鼻出血和齿龈出血。半数以上ALL患者伴轻至中度淋巴结肿大。ALL时肝、脾轻至中度肿大者占50%，较其他类型急性白血病明显。另约半数患者可有胸部压痛与叩击痛，经有效化疗后即可缓解以至消失。

临床上，成年人ALL如不给予中枢神经系统（CNS）的预防性治疗，10%~40%病例将出现脑膜白血病，患者表现头痛、恶心、呕吐、嗜睡、面神经麻痹、视力障碍和下肢软瘫等。

过去30~40年，ALL的治疗已取得了重大进展。对ALL的许多概念，化疗原理，合理的大剂量联合用药，早期强化方案的设计，新药的不断发现，以及再发高度危险部位（脑膜和睾丸等"庇护所"）的处理等方面，均已取得了长足进展。加上有效的生物治疗，造血干细胞移植，合理的全身支持治疗措施，多药联合方案的设计，使ALL的疗效有了显著提高。

年龄是预测ALL治疗反应和生存的主要预后因素，多数以15岁作为儿童与成人ALL的分界线。儿童ALL的完全缓解率（CR）可≥90%，80%儿童ALL可望治愈。这是何等鼓舞人心的信息。对成人ALL仅能获得50%~60%的CR率。年龄<50岁者，80%可获CR；年龄>50岁者，仅25%~40%可获CR。

ALL确诊时，患者体内已有10^{10}~10^{12}个白血病原始淋巴细胞，如体重为50kg的患者，就有1.5~2.0kg的白血病细胞，即100亿个左右，若有2~3个对数级的杀灭率，可达部分缓解（PR）；5~6个对数级的杀灭率，可达CR。目前，最佳的ALL诱导方案，例如在长春新碱+泼尼松（VP）方案中外加柔红霉素（DNR），多柔比星（ADM）、门冬酰胺酶（L-ASP）或阿糖胞苷（Ara-C），至多也只能杀灭6～8个对数级的白血病原始淋巴细胞，如是已达CR，实际患者体内还残留10^4~10^6个残余白血病细胞，医学上称其为微小残留病变（MRD）。ALL的倍增时间较短（3~5天），其中，ALL-L3（伯基特淋巴细胞型）TD就更短（约25小时），推算只要残留1个白血病原淋巴细胞，经过150天左右的分裂与增殖，就可达到临床复发的水平。因此，CR后必须进一步使用较诱发方案剂量更大的巩固治疗，以根除患者体内的MRD。ALL患者尤应注意清除髓外"庇护所"（脑膜和睾丸等）中的白血病细胞株，以达长期无病生存的目的。

第九章 慢性髓细胞白血病

慢性髓细胞白血病（CML）是以 ph^1 [t（9；22）（g34；g11）]染色体易位，bcr-abl基因重排，慢性期内已分化的粒系细胞大量增殖，外加双期临床经过为特征的全潜能造血干细胞水平上的克隆性干细胞病。过去所谓的慢性粒细胞白血病（CGL）为其同义名。

本病于1845年由Craigie等首先记载，故对其认识已有近170年的历史，是一个非常古老的血液病。直至1960年，Nowell等首次在美国费城（Philddelphia）于2例慢性期CML患者中发现异常的小型染色体，当即命名为ph^{1}染色体。由于伴典型的临床表现，加之可检出此种特异性染色体，故CML是当前最为明确的一种慢性骨髓增殖性肿瘤（CMPN）。CML占总白血病病例数的20%~30%，一般其每年发病率约为1例/10万人口。在美国，它占成年人白血病的15%~20%，过去30多年间，CML的发病率在全球多数国家内保持相对稳定。在我国，据多数省区的统计，CML占白血病病例数的15%~25%，仅次于AML和ALL，居第三位，本病好发于25~60岁，发病高峰在40岁左右，但也可见于儿童。CML无明显性别差异，但也有认为男性比女性稍多些。

一、伊马替尼的合理应用

CML的分子标志是第9号染色体长臂的C-abl原癌基因易位至第22号染色体长臂的断点簇区ber处，形成 bcr/abl融合基因，即ph^{1}染色体t（9；22）（g34；g11），此种融合蛋白在CML的发病机制中起有关键性作用。针对CML 发病的分子机制发展起来的分子靶向治疗是当前国内、外研究的热点之一。甲磺酸伊马替尼（STI571，商品名格列卫），是一种人工合成的bcr-abl酪氨酸激酶特异性抑制药，是当前唯一可使CML达到分子效应的药物。自2006年6月被美国食品和药品监督管理局（FDA）批准为CML的治疗药物以来，凡经α-干扰素治疗失败的患者，伊马替尼可使50%CML患者达完全性细胞遗传学缓解（CCR），75%慢性期CML病例可进入CCR。故伊马替尼已成为目前CML患者最为标准的治疗药物。但该药易产生耐药，且远期效果不肯定，治愈的可能性极小。因此，探索CML的非异基因造血干细胞移植（allo-HSCT）根治新途径是当前临床血液学面临的挑战之一。

由于目前应用伊马替尼治疗CML仍需自费，故对家庭经济条件不宽裕的慢性期患者来说可不作为一线首选药物。

二、α-干扰素治疗

α-干扰素（IFN-α）具有抗病毒、抑制癌细胞增殖和免疫调节等作用，对慢性期CML的疗效不仅肯定，且宜首选。中位生存60~70个月，主要细胞遗传学缓解率（MCR）为53%，临床血液学完全缓解率（CHR）为75%，以及完全性细胞遗传学缓解率（CCR）为5%~30%，少数慢性期CML患者还可使bcr-abl融合基因消失。本药可以单独使用，或与化疗药物（如羟基脲、白消安等）联合应用；也可在经异基因造血干细胞移植（allo-HSCT）后复发的病例中应用，临床上，如果IFN-α与小剂量Ara-C或小剂量高三尖杉酯碱联合应用时，可使CCR达到25%~40%。这些联合应用方式，可使CHR和CCR进一步提高。

国内IFN-α常用剂量是300万U/次，隔天皮下注射，疗程6~24个月不等。有的患者疗程更长达5年以上。副作用有发热、畏寒和轻微头痛等流感样症状，可提前30~60分钟口服新癀片2~3粒，或给予对乙酰氨基酚等镇痛消炎药处理。

目前，聚乙二醇IFN（PGE-IFN-α）的血清半寿期明显延长（约40小时），1周注射1次即可达到治疗作用。另一种新开发的长效重组IFN-α和重组人血清蛋白的融合物-albuferon，其血清半寿期更长，仅需每2周注射1次即获效。

三、高三尖杉酯碱治疗

近些年来，粗榧属植物生物碱高三尖杉酯碱（HOM）已成为CML经IFN-α或伊马替尼治疗失败后最有效的药物之一，且可采用皮下给药。各期病例的最大剂量为$1.25mg/m^2$,1～2次/天，每个月14天或28天中用药5天。慢性期CML病例HOM可诱导67%的CHR率和33%的主要细胞遗传学反应率（MCR）。此外，HOM+小剂量Ara-c的联合可诱导15%的主要CCR。体外试验表明，HOM+IFN-α+小剂量Ara-c三者间有明显协同作用，且仅需低剂量的IFN-α（中位数$2.4MU/m^2$）就能取得疗效，且能降低Ph阴性细胞数。Ara-C的剂量为$10mg/（m^2 \cdot d)$,连续静脉滴注，亦可每天分2次皮下注射，每个月用12天。

四、造血干细胞移植

目前唯一能根治慢性髓细胞白血病（CML）的疗法是异基因造血干细胞移植（allo-HSCT），但限于种种条件难以广泛普及。

CML是在造血干细胞水平上的恶性变，因而，除非白血病干细胞能彻底完全被消失，并以正常同基因造血干细胞替代，否则，CML就不可能达到治愈的目标。尽管伊马替尼的疗效很好，但易产生耐药，且远期效果不肯定，治愈的可能性很小，因此，allo-HSCT仍然是目前根治CML的唯一疗法。

在血癌的治疗中，外周血造血干细胞能替代骨髓而进行移植的原因之一，是基于以下假设，即：外周血在进行放、化疗后，被残存肿瘤细胞污染的可能性较小。故在进行异基因外周血干细胞移植（allo-PBSCT）后肿瘤复发的危险性亦较应用骨髓为低，在淋巴系肿瘤时犹然。

CML患者如果在慢性期施行allo-PBSCT，可获长期生存甚或治愈。在具备所需身体条件，合适的供体，经济条件许可，就应尽可能在慢性期诊断成立后1年内进行。尤其年轻患者，推迟移植时间，不仅成功率降低，且费用亦随之增加。但由于受年龄的限制（如＞60岁）

或找不到HLA匹配的供体，故实际受益的病例往往不足30%，其余的病例怎么办？可不可以进行自身造血干细胞移植（auto-HSCT）？回答是肯定的。CML慢性期病例进行auto-PBSCT（自身外周血干细胞移植）能明显延长未能进行allo-PBSCT CML患者的生存期。

第十章　其他慢性骨髓增殖性肿瘤

一、BCR-ABL阴性骨髓增殖性肿瘤的WHO分类

早在2005年，Baxter、Levine和James等就相继发现了一种体细胞Janus激酶2（JAK2）突变（JAK2617V＞F；外显子14体细胞1849G＞T突变）在BCR-ABL阴性骨髓增殖性肿瘤（MPN），包括真性红细胞增多症（PV）、特发性血小板增多症（ET）和原发性骨髓纤维化（PMF）分子诊断中的重要性。现已证明，Janus激酶α突变（即JAK2617 V＞F）对PV、ET和PMF的诊断有特异性，赖以可排除继发性红细胞增多症，血小板增多症或源自各种原因的继发性骨髓纤维化。已证明，JAK2V617F基因突变，可在95%~100%的PV患者中存在，因此，这种突变已成为目前PV诊断的一种敏感标记物。此外，JAK2V617F突变亦可在50%左右罹患ET或PMF的病例中检出，故也为ET和PMF的组织学诊断提供了重要补充。

据上所述，世界卫生组织（WHO）造血和淋巴系恶性肿瘤分类修订指导委员会，委托骨髓纤维化调查和治疗国际工作组（IWG-MRT）、MPN调研协作组（MPN-RC）、以及PV欧洲地区协作组（ECLAP）的19名相关成员，组成MPN-国际专家小组，协调并制订了有关BCR-ABL阴性MPN的修正诊断标准草案，并于2007年正式公布。

（一）WHO对PV的修正诊断标准

WHO同意MPN-国际专家小组的意见目前应以下列两个主要标准替代2001年PV诊断标准中的"A标准"：①有血红蛋白（Hb），血细胞比容或红细胞数增高的实验室证据；②有JAK2V617F基因突变的存在，见下表1。与此同时，又提议以下列三项生物学相关"次要标准"去替代原PV诊断标准中的"B标准"：①MPN相关骨髓组织学改变；②血清红细胞生成素（EPO）水平低于正常参考范围；③内源性红系集落的存在（表2）。

表2 WHO对PV的修正诊断标准

主要标准	（1）男性Hb＞185g/L，女性＞165g/L，或有红细胞比容增高的其他证据。 （2）JAK2V617F或其他功能类似的突变，如JAK2外显子12突变的存在。
次要标准	（1）骨髓活检切片显示与年龄相关的红系，粒系和巨核系三系细胞显著增生的表现（全骨髓增生症）。 （2）血清EPO浓度低于正常值范围。 （3）体内细胞培养显示内源性红系集落形成。

按此修正诊断意见，在临床医生的实际工作中，PV的诊断必须要有2项主要标准外加1项次要标准的存在；或者第1项主要标准结合2项次要标准的存在。

最后，在某些已确认合并缺铁的PV患者中，其实际Hb浓度预期将偏低，从而为Hb和血细胞比容水平的精确判断带来困难。这时，必须在补充铁剂后，使Hb水平达到诊断PV可需阈值。

（二）WHO对ET的修正诊断标准

有关原WHO2001年的ET诊断标准中，血小板计数必须持续升高≥600×10^9/L。但之后的许多研究证明，采用600×10^9/L血小板计数作为诊断ET的阈水平，将影响到许多ET早期病例的查出。因为在不同种族和不同性别的正常人群中，>95%的血小板计数<400×10^9/L，因此，WHO临床顾问委员会同意MPN国际专家小组的意见，对ET诊断中的血小板阈水平加以改变，即从2001年的600×10^9/L，降至目前的450×10^9/L。必须符合以下所有4个标准才能诊断为ET。

1. 血小板计数持续升高，≥450×10^9/L。

2. 骨髓活检切片示巨核系细胞增生为主，伴以巨大而成熟的巨核细胞数增多，多形性明显。

3. 不符合WHO关于PV、PMF、CML和MDS或其他髓系细胞肿瘤的诊断标准。

4. JAK2V617F或其他克隆标记物的证实，或虽无克隆标记物的存在，但无反应性血小板增多症的证据。

与PV不同，仅约50%ET患者存在JAK2V617F基因突变的克隆性标记物，从而受到将近半数阴性病例的限制。因此，骨髓活检对于协助JAK2V617F阴性ET患者与反应性血小板增多症之间的鉴别就显得十分重要了。

（三）WHO对PMF的修正诊断标准

在2001年WHO提出的PMF诊断标准中，将其划分出的"纤维化前期"和"纤维化期"两分期。表3是MPN国际专家小组提议并由WHO推荐并于2007年公布为PMF的修正诊断标准。

表3　WHO对PMF的修正诊断标准

主要标准	（1）骨髓活检切片示巨核细胞异常增殖，常聚集成簇成片，巨核细胞多形性明显，骨髓增生异常活跃，且以粒系增生异常活跃为主，而红系细胞增生降低，伴网硬蛋白和（或）胶原蛋白纤维化。 （2）不符合WHO关于PV、CML、MDS或其他髓细胞系肿瘤诊断标准。 （3）JAK2V617F突变期的证实，或虽无克隆性标记物存在，但也没有因炎症或肿瘤引起继发性骨髓纤维化的证据。
次要标准	（1）幼白-幼红细胞血症。 （2）血清乳酸脱氢酶浓度升高。 （3）贫血。 （4）脾肿大。

患者必须具有所有三项主要标准和2项次要标准，PMF的诊断即能成立。

二、真性红细胞增多症

真性红细胞增多症（简称PV）是由Vaguez于1892年首先记载，故亦称Vaguez病。本病的特点是骨髓造血活动亢进，总血容量显著增高，在血循环内红细胞绝对数显著增多的同时，粒细胞与血小板数也有一定程度的增加。患者皮肤与黏膜呈暗红色，血液滞留，脾脏肿大。如无特殊并发症，病情进展缓慢，自然病程＞10年。

有关PV与白血病间的关系，是血液病学中一个有争议的课题。PV病程终末期确有部分病例急变转型为白血病，其原因目前有两种理论：①认为白血病是PV自然病程的一个阶段；②认为PV患者白血病的发生与治疗有关，两者的区别在于：如果第一种提法是对的，那么PV本身就是一种恶性克隆病；倘若第二种提法成立，那么PV本身上仍属良性。因为PV转型至急性白血病病例中的多数是继发于化疗和（或）放疗后，但尚不能排除这两种疾病间的内在联系。

PV起病缓慢，典型患者病程先经多血前期，之后进入多血期，血红蛋白升高，男性＞185g/L,女性＞165g/L；最终发展至消耗期，即多血后骨髓纤维增生期。不同国家PV的发病率为0.6~1.8人/10万人口/年。中位发病年龄60岁，年龄＜20岁者仅占0.1%。多数起病介于60~70岁，年龄＜40岁者约占0.5%，儿童十分罕见。男性较女性多见，约2：1。

通常，PV治疗的主要目标是降低血容量和红细胞数，血液黏滞性和血小板数，因为这三方面的异常是出现临床症状的主要原因。此外，可酌情选用化疗药物以抑制骨髓造血，减少各种并发症，以期控制病情，延长生存。

治疗性红细胞单采术主要是运用血细胞分离机去清除红细胞而言。PV时，红细胞单采术可迅速降低血细胞比容和全血黏度，缓解病情，降低血栓形成的危险。通常单采浓缩红细胞200ml，可使血红蛋白降低8~10g/L。譬如某例PV患者的Hb为200g/L，意欲降至130g/L，约需单采分离出浓缩红细胞1400ml可隔天采集一次，当红细胞降至6×10^{12}/L、Hb降至150g/L时，可停止单采。单采术过程中宜输入与分离开红细胞等量的葡萄糖生理盐水。此外，由于红细胞单采分离后易激惹骨髓反应性增殖，故术后宜用化疗药物巩固疗效。

PV常用化疗药物包括羟基脲（HU）、白消安（马利兰、白血福恩）、苯丁酸氮芥（瘤可宁，CB-1348）、环磷酰胺、马法兰（左旋苯丙氨酸氮芥）

和高三光杉酯碱（HOM，HHT）等。其中以HU和HOM
为常用。HU对PV患者骨髓有明显抑制作用，降低三系
血细胞数量，缺点是停药后易致红细胞再度升高，故应
长期服药。HOM是近20多年来国内治疗PV的常用药物
之一，疗效明显，副作用少。且复发后再用仍可取得
疗效。此外，根据我们的经验，小剂量HOM（1~2mg/
d），加于10%葡萄糖液500ml内静脉滴注，1次/天，也可
皮下注射，每个月14天或28天中用药5~7天，如果与α-
干扰素（IFN-α）合用有协同作用，HOM+IFN-α方案
可作为治疗PV之首选方案。

　　已证明，IFN-α能明显抑制全髓造血，降低三系血
细胞计数，使脾脏缩小，症状缓解，红细胞单采次数亦
随之减少。开始剂量为300万U，皮下注射，每周3次。
待病情控制与稳定后，改为2次/周，直至1次/周，渐次
停药，疗程1~3年酌定，应用5年更好。

三、特发性血小板增多症

　　特发性血小板增多症（ET）是一种以持续性巨核细
胞增多和血小板计数升高（$>450 \times 10^9/L$）为特征的克
隆性慢性骨髓增殖性肿瘤（MPN）。

　　本病以成人多见，起病的平均年龄国外为51岁，

国内平均为45岁，通常介于20～84岁，儿童少见，两性无明显差异。患者反复皮肤黏膜出血，消化道出血亦常见，约10%ET患者可有皮肤瘙痒，往往与体内组胺的代谢紊乱有关。约80%ET患者伴中度脾脏肿大，肝肿大少见。临床上，凡原因不明的血小板数持续增多（＞450×10^9/L，＞1000×10^9/L亦常见），在排除其他MPN后，就应考虑为本病。

与PV不同，仅约50%ET患者可存在JAK2V617F克隆性标记物，从而受到将近半数阴性病例的限制。因此，骨髓活检切片对于协助JAK2V617突变基因阴性ET患者与反应性血小板增多症之间的鉴别十分重要。ET患者骨髓活检切片主质内不仅可见成簇分布的，多形性和异形性明显的巨核细胞增殖，主质内微小和固缩型巨核细胞，以及巨大多核或带深切迹的多叶核巨核细胞均较易见，这与其他反应性血小板增多症完全不同。

在制定ET患者的治疗方案前，必须首先对选用的疗法权衡其利弊。原则是：①年龄＜40岁的ET患者，一线药物为α-干扰素（IFN-α）或阿那格雷（anagrelide），如常规剂量不能耐受，改用羟基脲（HU）；②年龄40～60岁并伴血栓史患者，应以HU为一线治疗药，无血栓史者按①法；③年龄60～70岁的ET患者，HU为一线药，如有不良反应可用二线药白消安（马利兰）或哌泊勃洛玛（Pipobroma）；④年龄＞70岁者，HU白消安或哌泊勃洛玛均可作为一线药。⑤凡ET患者血小板计数高达（800～1000）×10^9/L时，均主张给予小剂量阿司匹林预防血栓。

临床上，凡起病急，病情重，伴有栓塞或出血并发症的ET患者可采用治疗性血小板单采清除术，赖以迅速降低血循环内血小板数，使症状缓解。继而接着可给予化疗结合干扰素治疗。ET患者使用IFN-α对降低外周血小板数量，改善血小板功能具有明显效果，有效率达70%～80%，剂量为300万U/次，皮下注射3次/周，3～6个月后减量为2次/周，1年后减为1次/周，总疗程3～5年。

四、原发性骨髓纤维化

原发性骨髓纤维化（PMF）即"髓样化生骨髓纤维化（MMM）"是一种全潜能造血干细胞的获得性克隆性增殖，引起骨髓内血管生成因子释放，致网硬蛋白纤维和胶原蛋白纤维于骨髓基质中沉积，进而产生髓外造血的一种骨髓纤维化和大量血管新生为特征的慢性骨髓增殖性肿瘤（CMPN）。临床以贫血，显著脾肿大，不同程度的骨髓纤维化，外周血涂片内出现幼稚粒细胞、幼稚红细胞和泪滴样红细胞，以及脾脏、肝脏和其他部位出现骨髓样化生为主要特征。

临床上，PMF常在不知不觉中起病，病程往往超过10年，以30~40岁及以上的中、老年为多见，平均发病年龄为58岁，儿童罕见，两性均可罹患，起病隐潜，进展缓慢，常见的症状有衰弱无力、苍白、消瘦、食欲不振及左上腹或全腹不适等。90%以上患者有不同程度的肝、脾肿大，巨脾症和脾周炎很常见,约15%患者脾脏重量＞4000克，脾脏重量＜350克患者仅5%，脾大小与白细胞计数间有相关性。凡白细胞减少的患者，以中度脾肿大为常见，而巨脾症易在白细胞计数异常增高的PMF患者中出现。

有关PMF的诊断过去国内、外无统一的诊断标准，直至2007年，MPN国际专家小组提议并由WHO推荐与公布的PMF修正诊断标准中，共列出了三个主要标准和四个次要标准，在第一项主要标准中，列入以下三项。即：①骨髓活检切片中示巨核系细胞异常增殖，成簇成片，伴以巨核细胞多形性明显，通常显示网硬蛋白和（或）胶原蛋白纤维化，或者虽无明显的网硬蛋白型纤维化，但以上巨核细胞形态与定位异常必须伴以骨髓增生异常活跃，且以粒系细胞增生为主，而红系细胞增生常降低（相当于纤维化前期的细胞期病变）；②不符合WHO关于PV、CML、MDS或其他髓细胞系肿瘤的诊断标准；③JAK2V617F或其他克隆性标记物存在。在第2项次要标准中，包括幼白—幼红细胞血症，血清乳酸脱氢酶水平升高，贫血和脾肿大，患者必须具备所有三项主要标准，和两项次要标准，PMF的诊断就能成立。

关于本病的治疗通常不宜过于积极，一般可按病期和病情酌情采用以下一些疗法：

1. 雄激素：刺激红细胞生成素的产生，作用于多能干细胞，提高正铁血红素合成，也可使血小板和粒细胞生成增多，可选用下列药物：

（1）丙酸睾酮：每次50～100mg，每日或隔日肌内注射1次；或0.25～2mg/（kg·d）口服，疗程2～3个月。

（2）司坦唑醇片（康力龙）：2mg/次，每天3次口服，为人工合成高效睾酮剂。

（3）康复龙（羟甲烯龙）1～3mg/（kg·d），分3次口服。

2. 维生素B_6：250mg/d，疗程3个月，可使顽固性贫血改善，与磷酸吡多醇作为辅酶可促进血红素合成有关。

3. 罗盖（钙）全（骨化三醇）：口服剂量0.25～1.0μg/d，疗程酌定。能抑制髓内异常巨核细胞增殖，促进巨核系祖细胞的分化与发育成熟，减少髓内胶原纤维合成，减轻骨髓纤维化，用药期间应注意定期复查血钙和血磷，以免发生高钙血癌和低磷血癌，本药如与α-干扰素（IFN-α）合用，可提高疗效。

4. α-干扰素（IFN-α）：5G-CSF和EPO合用，可使贫血改善，脾缩小，剂量300万U，皮下注射，每周3次，3~6个月后减量，每周2次，总疗程3~5年。如能用长效IFN，效果等同，如聚乙二醇干扰素α-2b（PEG-IFNα，佩乐能），每次40~50μg，皮下注射，每周1次。

5. 化疗药物：如果PMF患者白细胞和血小板计数增高显著，巨脾明显，骨髓活检切片处于骨髓纤维化期，可适当使用骨髓抑制性化疗药物，就可抑制骨髓纤维化的进一步发展。常用的有羟基脲（HU），白消安（马利兰），和瘤可宁（苯丁酸氮芥）等。

6. 其他探索中用于治疗PMF的药物：例如沙利度胺、来利度胺、伊纳西普，甲磺酸伊马替尼（格列卫）等，均可在医生指导下选用。

第十一章 恶性淋巴瘤

恶性淋巴瘤是人体实体组织中淋巴细胞系统的一种恶性肿瘤。按照传统的概念，人体浅表和深部淋巴结（前者如颈、腋窝、枕、腹股沟等，后者如纵隔和腹腔等）是淋巴瘤最常见的原发部位。但近些年来，在我国及亚洲其他国家和地区，淋巴结外其他器官和组织的恶性淋巴瘤，诸如皮肤、胃肠道、呼吸系统、脾、骨髓和中枢神经系统亦可能是恶性淋巴瘤的原发场所，可占恶性淋巴瘤病例数的20%～30%。此类病例由于浅表淋巴结不肿大，临床诊断常较为困难。因此，凡疑及罹患淋巴瘤的病例，必须多部位、多次进行骨髓活检，才能发现淋巴瘤细胞的浸润方式，有助于诊断。

恶性淋巴瘤早期侵犯骨髓常呈局灶性或多结节性，如果活检标本得自病变结节以外的正常造血组织，就易漏诊，故提倡可疑病例应多部位多次穿刺。

临床上，恶性淋巴瘤可分成两类，即霍奇金淋巴瘤（Hodgkin lymphoma，HL）[或称霍奇金病（HD）]和非霍奇金淋巴瘤（NHL）。在NHL患者中骨髓侵犯的发生率高达25%~90%，而HL（HD）则仅5%～15%。

长期以来，对恶性淋巴瘤的分类非常混乱，1994年国际恶性淋巴瘤研究小组根据临床表现，形态学、免疫表型和遗传学特征，提出"修订的欧美淋巴系肿瘤分类方案（REAL分类）"。至1995年，世界卫生组织（WHO）对REAL分类做了初次修订，并于1999年初正式公布；到了2008年，WHO再次修订了淋巴系肿瘤分类方案，其中包括B细胞肿瘤，T/NK细胞肿瘤和霍奇金淋巴瘤。详细内容可参考我们编写的《实用血液病学》第二版。

恶性淋巴瘤是我国常见的造血系统恶性肿瘤。发病率占所有恶性肿瘤病例数的3%～6%。是危害劳动人民健康的严重疾病之一。它可发生于任何年龄，以青壮年患者居多，男性多于女性（约3∶1）。自20世纪90年代起，在全球范围内恶性淋巴瘤的发病率增高几乎近1倍，推测与人口老龄化，人免疫缺陷病毒（HIV）感染，环境与饮水污染，食品因素等密切相关。

一、非霍奇金淋巴瘤

非霍奇金淋巴瘤（NHL）是结内或结外免疫系统（B淋巴细胞或T淋巴细胞）的克隆性增殖引起的一种实

体瘤。通常发生于淋巴结，骨或骨髓作为NHL的原发侵犯部位者少见，但骨髓却是NHL浸润的常见部位。NHL患者骨髓受累的局部解剖学多变。骨髓切片内赘生性细胞的浸润方式可以是位于小梁旁区的局灶或结节型，也可以是间质型、弥漫塞实型浸润或联合型。

　　关于NHL的分类几经修订与变更。一段时间以来，国内、外较为普通应用的分类方案是由国际淋巴瘤研究组提出的"修订欧洲－美国淋巴瘤（Revised Europen-American Lymphoma,REAL）分类"新方案。近些年来，RAEL推荐的恶性淋巴瘤分类方案又受到WHO新分类的挑战。后者与REAL分类基本类似，是以大家非常熟悉且又应用了多年的REAL分类基础上，经多学科专家们的协商，反复研讨，集思广益并经多年实践而修订的，比目前所采用的任何分类更合理，更科学，也更具权威性，与临床结合也更为密切。WHO分类是通过临床特点、细胞与组织形态学、免疫表型和细胞遗传学等现有一切手段与信息，界定NHL的不同病理类型，但各种界定与诊断标准因病种而异，不存在任何"金标准"。在WHO分类中，采纳了REAL分类的基本原则，将淋巴系恶性肿瘤分成B细胞肿瘤、T/NK细胞肿瘤和霍奇金淋巴瘤（霍奇金病）。此外，还包括淋巴细胞白血病（急性和慢性）

和浆细胞恶性肿瘤在内。

目前，有关NHL的临床分期和病理分类仍然是重要的临床预后指标。此外，细胞周期S期分期的增高，Ki-67（增殖相关抗原）表达过度等，也与不良预后密切相关。NHL相关淋巴系恶性肿瘤分类与临床预后的关系见表4。

表4　NHL相关淋巴肿瘤分类与临床预后的关系

	B细胞肿瘤	T细胞肿瘤
低危	B-CLL/小淋巴细胞淋巴瘤（SLL） 淋巴-浆细胞淋巴瘤 毛细胞白血病 边缘区淋巴瘤 滤泡性淋巴瘤（小和混合性）	T细胞大颗粒淋巴细胞白细胞 蕈样霉病/Sezary综合征
中危	B细胞幼淋巴细胞白血病 斗篷（套）细胞淋巴瘤 滤泡性淋巴瘤（大细胞性） 弥漫性大B细胞淋巴瘤	T细胞幼淋巴细胞白血病 外周T细胞淋巴瘤 血管原免疫细胞性T细胞淋巴瘤 NK/T细胞淋巴瘤，鼻和鼻型 （血管中心T细胞淋巴瘤）
高危	浆细胞骨髓瘤/浆细胞瘤 前体B-原淋巴细胞白血病/淋巴瘤 Burkitt和Burkitt样淋巴瘤/Burkitt细胞白血病/浆细胞白血病	间变性大细胞淋巴瘤 前T-原淋巴细胞白血病/淋巴瘤 成熟T细胞白血病/淋巴瘤

以下简单介绍一下几种常见的NHL：

1. 小淋巴细胞淋巴瘤（SLL）：99%属B细胞肿瘤，属T细胞者不足1%。起病时多数患者年龄＞50岁。

除淋巴结肿大外，骨髓和外周血受累很常见。SLL诊断时70%～80%病例伴骨髓侵犯，赘生性小淋巴细胞的形态与慢性淋巴细胞白血病（CLL）所见十分类似，实属同一疾病的不同期与不同表现。WHO顾问委员会认为B-CLL和B-SLL不是两种独立的疾病，而是同一疾病的不同病期。骨髓活检切片上浸润病变之报告书写应列在一起（即B-SLL/CLL）。两者不同点是SLL患者外周血白细胞计数不高，淋巴细胞增多不明显，绝对淋巴细胞计数<5×10^9/L；其次是骨髓活检切片内CLL的浸润方式以结节、间质、弥漫或混合型为常见，SLL患者则以结节和局灶型为常见。

2. 淋巴-浆细胞淋巴瘤（LPL）：受累骨髓、淋巴结和脾脏内以小B淋巴细胞、浆细胞样淋巴细胞和成熟浆细胞混合浸润为特征。患者血清内常可检出单克隆IgM型副蛋白。组织学上与华氏巨球蛋白血症难以区别。LPL诊断成立时与SLL类似，早期即常伴骨髓侵犯。骨髓切片内显示小梁旁边和间区内不典型淋巴-浆细胞间质浸润。

3. 斗篷细胞淋巴瘤（MCL）：MCL亦称"套"细胞淋巴瘤，是由斗篷区起源的成熟B-淋巴细胞增殖为特征的NHL。WHO顾问委员会一致同意，所有各亚型的MCL目前均缺乏特异有效的治疗手段，故为临床诊断的目的，无需再做进一步的形态学分类。MCL时骨髓侵犯的发生率高达50%～76%。当瘤病变侵犯骨髓时，骨髓切片内可检出非小梁旁区呈结节、斑片或间质型不典型小型和中型赘生性淋巴样细胞的浸润，多型性明显，且常伴裂隙状胞核，核形边缘常不规则。少数MCL病例也可以小梁旁区侵犯为主。MCL时的骨髓侵犯需与SLL和CLL相鉴别。可通过切片内的瘤细胞伴裂隙状胞核以及核形边缘不规则的淋巴样细胞的存在而作出区分。

4. 滤泡性淋巴瘤（FL）：是一种由带裂和无裂滤泡中心细胞所引起的恶性肿瘤。WHO顾问委员会建议将过去的"滤泡中心细胞淋巴瘤"更名为FL。并推荐按大细胞（原中心细胞）的数目采用"Berard"细胞计数标准进行分级，按淋巴结切片中不同滤泡的10～20个高倍视野（目镜40×）算出内边的原中心细胞数进行以下三级分法：

Ⅰ级：0～5个原中心细胞/高倍视野；

Ⅱ级：6～15个原中心细胞/高倍视野；

Ⅲ级：＞15个原中心细胞/高倍视野。

FL骨髓侵犯的发生率高达40%～60%，骨髓涂片和切片内可检出不同类型的淋巴瘤细胞，小裂细胞较正常淋巴细胞为大，带裂隙状胞核，核形不规则，核仁不明显；大细胞（原中心细胞）胞体大，是正常淋巴细胞的2倍以上，核圆或卵圆，边缘轻度不规则，核仁1~3个。骨髓切片以小梁旁血检出小裂淋巴细胞为主的、结合一定量大细胞（原中心细胞）的结节（斑片）和局灶-间质型浸润病变。病变区常伴广泛而致密的网硬蛋白纤维网络，瘤细胞弥散分布于网络内。

5. 弥漫性大β细胞淋巴瘤（DLBCL）：是以转型中的显示$CD20^+$的赘生性β淋巴样细胞（大裂和大无裂滤泡中心细胞）的弥漫性增殖为特征的淋巴瘤。患者入院时瘤病变侵犯骨髓者少见，仅约占病例数的不足15%。故疾病初期确诊主要依赖淋巴结活检。一旦侵犯骨髓，切片内正常结构遭到破坏，检出小梁旁区或小梁间区巨大幼稚淋巴样细胞簇，以大无裂核细胞为主，胞浆较丰富，嗜碱性或双嗜性，可见核仁，成簇成片，也可呈弥漫-间质型。

6. 伯基特（Burkitt）淋巴瘤（BL）：临床上，小无裂细胞淋巴瘤在儿童和免疫缺陷（如艾滋病）患者中常见。主要分经典的BL和非BL两种亚型，后者也即BL样淋巴瘤。

BL的发生有地域型和非地域型之分。地域型亦即非洲BL，不仅腭骨肿瘤的发生率高且>90%病例与EB病毒感染关系密切；而散发非地域型BL，主要见于美国、欧洲和我国，临床以腹部浸润（尤以小肠）为主要特点，且与EB病毒无关。70%的散发性非地域型BL患者于确诊时即伴骨髓侵犯，全身淋巴结肿大，并常进展至白血病期（ALL中的L3亚型）。

一旦BL瘤病变侵犯骨髓，瘤病变呈间质型或弥漫型浸润，胞体中等大小，核浆比例高，核圆，边缘不规则，核仁深蓝明显，病变内常伴散性分布的巨噬细胞，后者的透明胞浆内含有许多细胞碎片，使得给人以"漫天星斗"（starry sky）或特殊"星空形"外观。

7. 间变性大细胞淋巴瘤（ALCL）：是以伴丰富胞浆的巨大间变（退行性变发育）的淋巴样细胞的存在，伴以检出卷曲或分叶状、核大，核仁明显的多形性大细胞、及多核的R-S样细胞、瘤细胞呈T细胞表型，并伴表达淋巴系-活化抗原CD30（Ki-1）和上皮细胞膜抗原（EMA），外加结外侵犯发生率高（约40%）尤其嗜好于皮肤和胃肠道等为主要特征。

临床上，ALCL的骨髓侵犯可区分成单形性和多形性两种形态学亚型。在多形性变异型时，病变区常含多核R-S样细胞，拟似早年诊断"恶性组织细胞增生症"时所见的"多核巨细胞"，故而既往类似的病例易误诊断为"恶组"或霍奇金淋巴瘤。

本病骨髓侵犯的发生率为20%～30%。一旦侵犯骨髓，切片内即可检出散性分布的多形性巨大不典型淋巴样细胞浸润，R-S样细胞和吞噬性巨噬细胞在病变区亦较易见。此外，本病切片内易检出CD30$^+$之静脉窦内瘤细胞浸润现象。

二、霍奇金淋巴瘤（霍奇金瘤）

霍奇金淋巴瘤（HL）也即过去习惯所谓的霍奇金病，是以在反应性炎性细胞背景中出现Reed-Sternberg（R-S）细胞，以及相关细胞的增殖为特征。在世界卫生组织（WHO）顾问委员会对淋巴系恶性肿瘤的分类方案中，有关是否应将传统的霍奇金病更名为霍奇金淋巴瘤，意见尚未完全统一，建议两者均可使用。

诊断性（"典型的"）R-S细胞是一种巨大双核细胞，核圆并伴核周晕、核仁明显，呈现出"猫头鹰眼"（Owl-eye）外观。所谓R-S变异型细胞是一种巨大的不典型单个核，多个核或多叶核霍奇金（HD）细胞。

初诊的HL患者骨髓侵犯的发生率为20%～30%。HL的诊断主要依赖淋巴结活检组织学。某些病例骨髓活检可能是查出HL病变的唯一场所。在由淋巴结活检切片组织学确诊的HL患者中，其骨髓活检标本可否三组，即阴性组，可疑组和阳性组。在阳性组的骨髓标本中，约62%为病变区可检出诊断性R-S细胞，92%病变区可检出单个核的HD细胞。约80%阴性组骨髓切片内可检出不同程度的"非特异性骨髓反应"，多数表现为混合性炎性反应，少数阴性组骨髓切片无异常发现。

三、骨髓活检在淋巴瘤分类中的意义

时至今日，已确认骨髓活检是恶性淋巴瘤患者进行分类的一种重要操作技术。不仅损伤轻微易于接受，且对疑及胸腔或腹腔等难以取材部位的结外淋巴瘤，骨髓活检可能是获取诊断与分类材料的唯一来源。

近些年来，国外不少作者按新的WHO淋巴系恶性肿瘤分类标准，对不同类型恶性淋巴瘤患者淋巴结与骨髓活检标本中的细胞形态和免疫表型进行比较，以期探索骨髓活检在恶性淋巴瘤分类中的可靠性，确切证明骨髓活检标本也能进行淋巴瘤的分类，但必须以浸润病变的组织学、形态学，以及免疫组织表型间的密切结合。尤其在低危恶性B细胞淋巴瘤的分类中，骨髓活检结合免疫组织化学检测已取得了相当进展。目前，淋巴瘤骨髓切片免疫表型检测中最常用的单克隆抗体包括：bcl-2、 bcl-6、CD3、CD4、CD5、CD8、CD11$_C$、CD15、CD19、CD20、CD21、CD22、CD23、CD30、CD43、CD79a、CD103、cyclinD1（bc1-1）、DBA44、EBV、IgG、IgM、IgA、Kappa、CD57、Lambda、MIB-1、CD10、CD56、TIA-1、TdT等。

Buhr等回顾性地对124例恶性淋巴瘤患者骨髓和淋巴结活检标本进行了比较研究，全组淋巴瘤病例两种标本的全面符合率平均为85%。其中，81例低危和中危B细胞淋巴瘤患者淋巴结和骨髓活检结果的全面符合率高达90%，各亚型介于50%~100%（表5）。可见在BCLL/小淋巴细胞淋巴瘤（SLL），滤泡性淋巴瘤和斗篷（套）细胞淋巴瘤二亚型中符合率均>90%。

表5　低危与中危B细胞淋巴瘤亚型的符合率

B细胞淋巴瘤	淋巴结活检	骨髓活检	符合率
B-CLL/SLL	23	23	100%
免疫细胞瘤	5	3	60%
斗篷（套）细胞淋巴瘤	13	12	92%
滤泡性淋巴瘤	28	27	96%
边缘区淋巴瘤/MALT	6	5	83%
其他低危淋巴瘤	6	3	50%
合计	81	73	90%

除以上81例低、中危B细胞淋巴瘤外，在其余43例包括：弥漫性大B细胞淋巴瘤（DLBCL）、伯基特淋巴瘤、霍奇金淋巴瘤和T细胞淋巴瘤患者中，两种标本的

全面符合率为77%（表6）。

表6　高危B细胞淋巴瘤，霍奇金淋巴瘤和T细胞淋巴瘤亚型的符合率

其他淋巴瘤亚型	淋巴结活检	骨髓活检	符合率
DLBCL	22	16	72%
T细胞丰富B细胞淋巴瘤	1	1	100%
Burkitt淋巴瘤	4	1	25%
Burkitt-样淋巴瘤	2	1	50%
C-ALL	2	2	100%
霍奇金淋巴瘤	7	7	100%
T细胞淋巴瘤	5	5	100%
合计	43	33	77%

其中，霍奇金淋巴瘤和T细胞巴瘤患者的两种标本检查结果完全一致。反之，伯基特淋巴瘤和伯基特样淋巴瘤（不典型Burkitt淋巴瘤为其同义名）则符合率低，仅分别达25%和50%，而且在形态学与免疫组织化学检测中易与DLBCL的诊断出现重叠，不仅是由于两者在形态学上极为类似，也与伯基特和伯基特样淋巴瘤的骨髓微环境存在不同的生物学行为有关。

四、恶性淋巴瘤的α-干扰素治疗

随着现代联合化疗、放疗和造血干细胞移植治疗的进展，恶性淋巴瘤的疗效已有明显提高，但长期无病生存仍不理想，主要与常规化疗后患者体内微小残留病变

（MRD）的存在有关。后者导致体内免疫活性细胞的免疫应答力降低，使得MRD无法彻底被消除。因此，提高患者的细胞介导免疫功能，就有利于消灭MRD。

医院血液病科较常采用的细胞介导免疫治疗药物是α-干扰素（IFN-α）和白介素-2（IL-2）。其中，大剂量IL-2虽有较好的抗淋巴瘤效应，但毒副作用十分严重，不宜常规使用。而IFN-α则比较安全有效，对低、中度恶性淋巴瘤可以常规使用，以IFN-α2a和IFN-α2b应用较多，每次300万U，皮下注射，每周3次，3~6个月后改为每周2次，疗程期不低于3年。

五、恶性淋巴瘤的CHOP方案治疗

在美国NCCN公布的恶性淋巴瘤的治疗原则中，传统的CHOP方案仍是目前治疗侵袭性中度恶性和高侵袭性高度恶性NHL的一线化疗方案，其完全缓解率（CR）可达40%~55%，长期无病生存率达30%~35%。

CHOP方案实施如下：

环磷酰胺（CTX）750mg/m^2，静脉注射，第1天。

多柔比星（ADM）50mg/m^2，静脉注射，第1天。

长春新碱（VCR）1.4mg/m^2，静脉注射，第1天。

泼尼松（pred）100mg/m^2，口服，第1~5天。

休息14～21天后用下一疗程。

前瞻性的随机研究证明，采用第二代和第三代化疗方案，与传统CHOP方案比较，并无长期生存方面的优势，但毒性却明显增加。提示细胞毒化疗药物要想再进一步提高NHL的疗效空间已十分有限。这就是何以21世纪恶性淋巴瘤的治疗必须从细胞毒化疗攻杀为主，转向非细胞毒性的生物靶向和汉方植物药等综合治疗策略更替的主要原因。就现阶段而言，特异性靶向治疗新药，IFN-α，外加传统或大剂量细胞毒化疗的联合，为NHL的治疗带来了新的变革。

六、生物靶向治疗

从20世纪80年代起，生物靶向治疗在恶性淋巴瘤治疗中的地位日益引起人们的关注，尤其是NHL。这是因为淋巴瘤细胞表面表达有高密度的靶抗原及表面受体，使得特异性单克隆抗体等生物制剂易于从患者血循环内接近淋巴瘤细胞，以此为靶点设计的各种特异性靶向治疗方案与传统细胞毒联合化疗的结合，为NHL的治疗带来了新的变革和机遇。因此，21世纪NHL的治疗将从细胞毒性药物和放疗的攻击，转向非细胞毒性生物靶向治疗和化疗的有机结合。合理使用这些方法，外加汉方植物药、α–IFN、再结合造血干细胞移植，尤其是自身外周血造血干细胞移植（auto–PBSCT），就能为进一步提高NHL的疗效，以及长期无病生存做贡献。

在我国，B–NHL占NHL病例数的70%～80%，而T–NHL仅占20%～30%。在B–NHL时，作用于瘤细胞表面靶抗原（如CD20）的单克隆抗体能特异地与瘤细胞表面的靶抗原结合而杀伤NHL细胞。

抗CD20单抗（利妥昔单抗，商品名美罗华）不仅可用于惰性低度恶性淋巴瘤（如滤泡性NHL）的治疗，当与CHOP方案联合，可明显改善弥漫性大B细胞淋巴瘤（DLBCL）的疗效。美罗华与CHOP方案或与氟达拉宾联合治疗复发性或难治性低度恶性或滤泡性B–NHL有效率可达80%。临床上，美罗华的常规剂量为$375mg/m^2$，静脉给药，每周1次，共4次，患者耐受良好。

另一种小分子靶点药物蛋白酶体抑制药硼替佐米（PS341），商品名万珂，能特异性抑制哺乳动物细胞内蛋白酶体的类胰凝乳蛋白酶活性，最终诱导瘤细胞凋亡。万珂于2003年获美国FDA批准用于治疗先前至少用过两种药物治疗和近期1次治疗显示病情加重的多发性骨髓瘤。近些年来发现万珂对难治复发性低度恶性 NHL有肯定的的疗效。此外，万珂与美罗华和CHOP方案等方案的联合应用，对斗篷细胞淋巴瘤（MCL），有明确疗效。用药剂量为$1.3mg/m^2$（需用3.5ml生理盐水完全溶解后，通过导管静脉注射，随后用0.9%氯化钠液冲洗），每周注射2次，连续用药2周（即在第1、4、8、11天注射），停药10天（第12～21天）。

沙利度胺（反应停）和来利度胺是一种作用于肿瘤血管生成的抑制剂，亦属于生物靶向治疗范围。对很多造血系统肿瘤，尤其多发性骨髓瘤的治疗有一定效果。近些年来，使用沙利度胺或来利度胺与美罗华的联合，或与CHOP方案的联合治疗难治—复发性NHL取得了一定效果，赖以增强抗血管生成作用。

七、自身造血干细胞移植

NHL患者采用大剂量化疗的依据是剂量递增原理，即随着化疗药物剂量的递增，对血液肿瘤，包括NHL细胞的反应率也随之增加，药物总剂量并非与瘤细胞反应率相关的唯一因素，更重要的是药物剂量强度，因为即使早期对细胞毒药物非常敏感的NHL细胞，以后亦会对常规剂量和亚致死量的药物产生耐药，使患者体内的耐药细胞株渐占优势。对于根除耐药和部分耐药的淋巴瘤细胞，或复发性淋巴瘤，药物剂量强度（每次化疗药物的剂量）比总剂量更重要。总剂量虽大，但时间长，易引起耐药。可见，大剂量化疗的目的是提供高浓度的细胞毒，杀死或杀伤NHL细胞中对常规化疗部分敏感（即部分耐药）或不敏感（已耐药）的瘤细胞株，以避免进一步产生耐药细胞株。目前，国际上多数大剂量NHL化疗方案中，均有1～3种药物组成的剂量是常规化疗剂量的5～10倍；而正常造血干、祖细胞的损伤是大剂量化疗的主要毒性，预先采集患者自身的外周血或骨髓干细胞，在大剂量化疗后回输，就有可能拯救此种严重的毒副作用。我国的NHL常以预后相对差的中、高恶性NHL为主，结外病变又多见，常规化疗很难获得长期无病生存，故早期实施auto-PBSCT应提介。不少专家认为，应当将大剂量化疗结合auto-PBSCT作为治疗中高度NHL常规手段。

临床上，auto-PBSCT支持下的大剂量化疗治疗NHL的基本问题是移植时机的选择。NHL国际协作研究组提出了治疗前的6个相关危险因子，即：①年龄≥60岁；②血清乳酸脱氢酶（LDH）增高（>500IU/ml）；③全身体能状态差；④处于进展期；⑤>1个以上淋巴结外病变的存在；⑥肿块长径达8cm。

以上诸多不良因素均不利于生存，如果仅伴0～1

个危险因素的NHL患者，长期无病生存（DFS）达60%～75%；存在4～5个危险因素者DFS＜30%。以上结果提示，NHL患者是否适于进行auto-PBSCT的选择原则是：①6项危险因子中≥3项的NHL病例，除年龄≥60岁危险因子外，其余5种危险因子≥3项以上，宜及早进行大剂量化疗联合auto-PBSCT。②我国的NHL常以预后相对差的中、高危NHL为主，结外病变又较多见，常规化疗很难获得DFS。故应提倡早期即施行auto-PBSCT，应当将大剂量化疗联合PBSCT作为治疗中、高危NHL的常规手段。③在一些虽已获CR或PR的预后不良NHL亚型患者中，及早进行强化性auto-PBSCT，长期DFS可高达65%～85%。④对于难治性和复发性NHL患者，理论上常规剂量化疗无救助作用，应立即给予auto-PBSCT。但移植后的微小残留病变（MRD）常是复发的根源。有人发现，于移植前使用利妥昔单抗作体内净化后，＞80%的干细胞采集产物PCR检测转阴，并可明显提高中、高度恶性NHL患者的生存率，降低了移植后的复发。表明利妥昔单抗体内净化是一种有希望的清除MRD的手段。

第十二章 浆细胞病

一、意义未明的单克隆丙种球蛋白病

单克隆丙种球蛋白病（MG）或浆细胞恶液质，简称浆细胞病，是指因浆细胞的恶性单克隆增殖和（或）免疫球蛋白（IG）分泌B-淋巴细胞的单克隆增殖引起的一组疾病。其中，意义未明的单克隆丙种球蛋白病（MGUS）是指在缺乏多发性骨髓瘤或可识别的B-淋巴细胞增生性疾病的情况下，血清中检出单克隆M-蛋白<30g/L（3g/dl），尿中本周（Beuce-Jones）蛋白无或微量，骨髓内浆细胞≤5%，外加无溶骨性损害、高钙血症、肾衰竭和贫血为特征的一种潜隐性状态。既可少在缺乏相关疾病时发生，即特发性，也可与其他疾病相合并，即继发性。

表面上健康的人群中，MGUS的发病率相当常见，约占平均总人口的0.15%。MGUS是一种老年病，年龄<40岁者罕见，而>65岁的人群中发病率可高达8%。

临床上，MGUS常无明显的临床症状，少数病例可有轻度脾脏肿大，外周血细胞计数一般在正常范围内。血涂片和骨髓涂片内易见红细胞缗钱状形成现象。多数本病患者血清蛋白电脉可检出M-蛋白（多数为IgG型，少数也可呈IgM、IgA、IgD和IgE），介于0.3g～3g/dl，罕有更高者。尿轻链（Bence-Jones蛋白）阴性或微量（κ或λ）。骨髓切片内浆细胞通常呈单个或2～3个，最多5～6个小簇状分布于小动脉和毛细血管周围的纤维网络内，但也可单个散布于造血细胞与脂肪细胞间。如果切片内浆细胞成簇，成堆地不仅浸润于小血管四周，且分布于小梁旁区和沿着骨内膜表面排列时，就高度提示为浆细胞骨髓瘤而非MGUS。

临床上，当一例血清中存在单克隆IgG或IgA的老年患者，无溶骨性损害，无高钙血症，无肾衰竭和贫血，M-蛋白<3g/dl，尿本周（Bence-Jones）蛋白阴性或微量（<1g/24h），无正常免疫球蛋白降低，血清 β_2-微球蛋白水平正常，外加骨髓内浆细胞≤5%，MGUS的诊断即可成立。

当前，国际上公认MGUS不必做特殊处理，但确诊后应进行定期随访，凡M-蛋白<0.5g/dl的病例，应每年复查血清蛋白1次。如果血清M-蛋白介于3～5g/dl，必须每个月测定一次。如果M-蛋白进行性升高，应及时进行

骨髓活检，以排除进展至多发性骨髓瘤（MM）的可能。

二、华氏巨球蛋白血症

1944年，华氏（Waldenstrom）首先记载2例罹患淋巴结、肝和脾肿大，骨髓内"浆细胞样淋巴细胞"浸润，血清单克隆巨球蛋白（M蛋白）显著增高为特征的恶性疾患，此后国外屡有报道，并将本病命名为华氏巨球蛋白血症（WM），简称巨球蛋白血症。本病以50~70岁的年长患者为常见，临床以淋巴结肿大、肝肿大、脾肿大和骨髓侵犯为主要表现。常见症状有乏力、消瘦、发热与反复感染。半数以上病例有肝、脾肿大。由于血黏滞性增高，易致黏膜和视网膜继发性出血，眼底出现副蛋白血症性眼底改变，视网膜渗出与静脉曲张，患者视力障碍。本病以男性居多，诊断时中位年龄为63岁。约20%本病患者因血清黏度大于水的4倍而出现高黏滞综合征表现。

WM患者可表现不同程度的贫血，血沉加速，血涂片内可见显著的红细胞缗钱状形成。白细胞和血小板计数无明显改变。骨髓涂片显示淋巴细胞与浆细胞增多的同时，伴大量介于浆细胞与淋巴细胞之间的过渡型细胞，即称淋巴性浆性细胞或浆细胞样淋巴细胞。后者在英文中有时也称"Plymphs"，其胞核形似淋巴细胞，但伴丰富的浆细胞样嗜碱性胞浆，但浆量又较浆细胞少，核居中或偏心。与多发性骨髓瘤（MM）不同，WM时以淋巴细胞和浆细胞样淋巴细胞占优势；而MM则以异常浆细胞占优势。

WM患者的骨髓切片与淋巴-浆细胞淋巴瘤类似，较难鉴别。切片内示小梁旁区和间区出现形态不一的淋巴细胞，浆细胞和浆细胞样淋巴细胞等混合性细胞群体的浸润。浸润病变可呈结节-间质型，亦可呈弥漫实型。

WM患者以淋巴结肿大，肝、脾轻质肿大骨髓侵犯为主要临床表现。经骨髓涂片和切片淋巴细胞和浆细胞样淋巴细胞的多形性，混合性细胞群体的浸润，无明显的溶骨性损害，血清特异性IgM型副蛋白 $> 30g/L$，且随病程进行性递增，即符合WM的诊断并据此与MM可做出鉴别。

本病的治疗与MM基本类似。由于患者血液黏滞性增高，伴高黏滞综合征者很常见，有条件的医疗单位可进行血浆置换（血浆单采）治疗，症状即可迅速缓解。此外，亦可酌情选用α-干扰素、氟达拉宾，沙科席胺、来利度胺和青霉胺等。

三、多发性骨髓瘤

（一）多发性骨髓瘤的概论

多发性骨髓瘤（MM）又名浆细胞骨髓瘤，是由髓内单克隆浆细胞株的异常增殖引起的一种恶性血液肿瘤，罹患骨髓中的病变可以是多发性，亦可呈局灶性，故WHO提议将既往称谓的"多发性骨髓瘤"更名为"浆细胞骨髓瘤"。患者表现出单克隆性免疫球蛋白（又称副蛋白或M-蛋白）或免疫球蛋白轻链，即本周蛋白（Bence-Tones）生成的增多，并合并多发性溶骨性损害、高钙血症、肾功能不全、贫血，以及对感染的敏感性增高为主要特征。在西方国家，MM估计约占全部恶性肿瘤发病率的1%，以及占造血系统恶性肿瘤的10%，并较之急性髓细胞白血病和淋巴瘤更为常见，年发病率约为4例/10万人口。而我国和亚洲其他国家和地区则较低，为2.9~3.2例/10万人口/年。近些年来，MM的发病率有明显增高的趋势，或许是与医疗机构的普及和诊断技术与水平的改善因素有关。本病确诊时的中位年龄约65岁，不足3%的患者<40岁。

处于活动期的骨髓瘤细胞可分泌黏附分子，尤其是$CD11_c$，从而使骨髓内的瘤细胞和四周基质间的黏附力明显增强，加之赘生性浆细胞四周病理性网硬蛋白纤维网络形成，对骨髓抽吸能产生明显阻抗，常规骨髓抽吸涂片难以抽出，故赘生性浆细胞在涂片分类中常达不到诊断的下限。是本病早期误诊和漏诊率居高不下的主要原因。故对于一例长期腰背酸痛，并伴骨质疏松的血象改变的老年人，临床应疑为MM的可能，必须及时进行骨髓一步法双标本取材，若涂片内浆细胞<5%，而切片内定位异常的浆细胞却成簇、成片出现，则诊断即可成立。

处于活动期的骨髓瘤细胞，还可分泌一种名曰"淋巴激活素"的物质，该物质属破骨细胞致活因子，在某一区域如被集中激活的破骨细胞即可引起四周骨质溶解破坏，X线片上可见"钻孔样"多发性溶骨性损害，并非瘤细胞增殖而致直接侵蚀骨质的结果。无数事实证明，于溶骨性损害处做活检或抽吸检查瘤细胞数量很低，甚或见不到瘤细胞。可见，多发性溶骨性骨损害处，并非是浆细胞恶性增殖的原发灶点，这就是何以WHO采用浆细胞骨髓瘤（PCM）代替MM的理由之一。

（二）临床表现

本病以中、老年患者为常见，随年龄的增长发病率亦增高，故而是一种老年病。根据血液中副蛋白的不同，可将MM分成IgG、IgA、单一轻链（本周蛋白

BJP）、IGD、无副蛋白（不分泌型）、IGM和IGE等亚型。自诊断计起，平均发病年龄IgG型为62岁，IgA型为65岁，而IgD型和BJP型时患者的年龄常较轻，除IgD型以男性属多外，其余各亚型男女罹患相等。

溶骨性损害、贫血、肾功能不全，以及反复细菌感染四联征是MM患者最常见的临床特点。由于骨髓瘤细胞能产生与释放破骨细胞活化因子（OAF），导致弥漫性骨质减少或溶骨性骨损害等骨骼表现。脊柱压缩性骨折，神经根邻近肿瘤生长或脊索压迫，外加淀粉样蛋白的沉积，均能导致全身不同部位的疼痛。由于细胞介导免疫和体液递性免疫反应的缺陷，易致细菌、病毒或寄生虫感染而引起发热。MM患者因K轻链于肾脏内沉积而引起间质性肾炎；因高钙血症和高钙尿后可导致多尿、脱水和肾前性氮质血症；由于原发或轻链（AL）淀粉样蛋白沉积，以及入轻链蛋白尿而易导致肾病综合征，故MM患者确诊前住入肾脏内科或骨科者非常常见。

临床上，一旦怀疑患上了多发性骨髓瘤，血液科医生就要常规做以下各项与MM相关的检查。包括：全血细胞计数与血涂片细胞分类、骨髓穿刺抽取物涂片和活检切片的双标本取材检查，血清蛋白电泳（SPEP）和免疫固定电泳（IFE）检查，比浊法血清免疫球蛋白定量、血清β₂微球蛋白测定、血清钙和其他电解质、肌酐、尿素氮、乳酸脱氢酶和C-反应性蛋白测定，24小时尿液单克隆免疫球蛋白（Ig）电泳和免疫固定电泳测定，骨骼（尤其轴骨和扁平骨）X线成像、磁共振成像（MRI）、计算机断层扫描（CT），肾功能和细胞与分子遗传学检测及浆细胞标记指数（PCLI）的测定等。在临床实际工作中，MM的诊断除应有显著的异常浆细胞增生外，必须伴以"M蛋白"的存在，溶骨性病变或正常Ig的降低。通过血清或尿液的免疫电泳，就能鉴别血清学上各种不同Ig分子的重链（γ α μ δ ε）和（或）轻链（κ或γ）。此外，免疫电泳也能鉴别不同Ig分子的亚类，如IgG₁、IgG₂、IgG₃或IgG₄。临床上，MM患者常具有典型的三联征：①骨髓浆细胞数的增多；②溶骨性损害；③血清和或尿液内单克隆Ig（M蛋白）的检出。至于骨痛，特别是腰背痛虽非必有，但也是最为常见的症状。据报道，MM患者就诊时骨痛的发病率自20世纪60年代的68%，降至80年代的37%，时至今日，约30%的本病患者有腰背痛，且以常规检测手段而确诊者往往是无症状的"冒烟性"MM病例，值得重视！

（三）骨髓瘤的治疗原则

目前，MM仍无根治的疗法。故治疗原则仍是根据细胞动力学原理，采用联合与长期间歇化疗，以期尽多地杀灭骨髓瘤细胞，力争长期缓解。已知，骨髓瘤细胞的平均倍增时间相当缓慢，约为6个月。治疗前的瘤细胞数为 10^{10} ~ 10^{12} 个。当瘤细胞数杀灭 10^1 ~ 10^2 （即 1 ~ 2个对数级杀灭率）时，患者的生存即可改善。MM细胞的 H^3-胸腺嘧啶核苷标记指数为2.2%，经化疗达稳定时增加到33%，提示治疗初期用细胞周期特异性药物（CCSA）是无效的，但在稳定期可能有效。

随着我国人口老龄化的到来，MM的发病率亦渐见增高，对于无症状性的MM患者，处于Duri-Salmon Ⅰ期的病例（伴以下4项临床表现：血红蛋白＞100g/L,血清钙正常；骨X线正常或存在孤立性腺细胞瘤；M蛋白纸，而 IgG＜50g/L、IgA＜30g/L，尿轻链＜4g/24h），如果M-蛋白量无明显升高，可暂缓治疗。但应定期随访血清和尿液中的M-蛋白量。一旦出现疾病进展迹象，如血清或尿液内M-蛋白持续升高≥25%，出现新的溶骨性损害，贫血加剧，高钙血症或肾功能不全时，就应立即进行治疗。

（四）有效联合化疗方案

MM患者在即将进行化疗前，血液科医生必须慎重考虑药物的选用问题。如果MM患者年龄＜65岁，有可能进行auto-HSCT,那么在使用带烷化剂（美法仑或环磷酰胺）的方案前，应先采集患者自身外周血干细胞进行保存以备日后使用。也有很多作者主张宁可选用不带烷化剂的VAD（长春新碱、多柔比星、地塞米松）方案作为初次治疗，因为此方案组成的药物不会伤害造血干细胞。

观察表明，联合化疗比用单一药物疗效好。目前，比较有效的治疗MM的诱导方案很多，举例如下：

1. MP方案：单一美法仑（melphalan,M）每片2mg，中位生存期为7~18个月，有效率为40%~50%。当M＋泼尼松（Pred,每片5mg，或进口美卓乐4mg/片）联合用药（MP）时，中位数生存将延长5~10个月，有效率提高到5%~75%，方案实施如下：

美法仑（M）0.15~0.25mg/kg，口服，第1~7天泼尼松（pred）2mg/kg，口服，第1~7天。每间隔6周用1个疗程，可长期应用，且可在门诊实施，是现有方案中最简单且很有效的。当白细胞计数降至<1.0×10^9/L，及血小板<50×10^9/L时，提示骨髓明显受抑，间歇期应延长，或剂量减半。必须注意，美法仑应空腹服用，因为食物能降低吸收。对伴有肾功能不全的患者，美法仑开始剂量应减少25%。患者应避免饮酒和喝含咖啡因的饮料。如果在间隔第6周时中性粒细胞计数<1.5×10^9/L，则化疗应暂停。采用MP方案有一点必须牢记，即MM

自然病程呈进展型，如果患者一般情况良好，又无疾病进展的证据，尤其70~80岁老年患者，尽管未达客观反应的指征，说明治疗方案仍属有效，某些患者客观反应指标甚至6~12个月仍未达到。不宜随便放弃治疗，老年MM病例带瘤生存据我们的经验亦非常合适，结合α-干扰素每周皮下注射300万U2~3次。对家庭经济不宽裕的老年患者可酌情供选择。

2. CP方案：本方案简单、毒性低，对耐药性MM亦有效，实施如下：

环磷酰胺（CTX）100mg~300mg/m^2，每7天1次。

泼尼松（美卓乐，pred）50mg/d，口服，第1~7天，每疗程7天，间歇4周用第2个疗程。

3. VAD方案：过去VAD方案主要用于对烷化剂（美法仑或环磷酰胺）已产生耐药的难治性MM和伴肾功能不全的病例。但对初治MM患者，尤其年龄<60岁，准备接受auto-HSCT的病例，VAD方案的有效率>80%，由于此组药物对骨髓抑制轻，又不通过肾脏排泄，故伴肾功能不全和血细胞计数重度减少的初治病例亦可酌情应用。本方案中的多柔比星（ADM）和长春新碱（VCR）均连续滴注96小时，而地塞米松（Dex）的剂量为40mg/d，第1~4天，第9~12天和第17~20天，每28天重复1个疗程。在使用过程中，某些病例地塞米松每周仅给予1~4天，以减轻毒副作用。本方案具体实施方法如下：

长春新碱（VCR）0.4mg/m², 24小时静滴，第1~4天；

多柔比星（ADM）9mg/m², 24小时静滴，第1~4天；

地塞米松（DRX）40mg/d，口服，第1~4天，第9~12天，第17~20天。

MM患者使用以上方案取得疗效的一般规律：患者骨痛缓解，全身情况改善，高钙血症的症状与体征（应激性增高，精神错乱或昏迷，多尿和便秘）渐渐消失，贫血渐见恢复，但溶骨性质损害常继续存在。由于M-蛋白的分解代谢很缓慢，故通常在全身状况改善4~6周后，才有血清M蛋白的明显下降。

（五）双膦酸盐治疗

临床上，凡骨骼X线平片或骨密度测定显示骨质疏松或需立即进行化疗的Ⅱ、Ⅲ期MM病例（不管有否明显骨损害）以及伴有骨折或可能即将发生骨折、骨瘤和高钙血症明显的MM患者，均需开始进行双膦酸盐治疗。

双膦酸盐有抑制骨质中晶体溶解和破骨细胞的增殖，缓解骨痛，改善骨骼活动能力，减少病理性骨折，延缓溶骨性病变的发展。常用的是氯膦酸二钠，其商品名为固令（原名骨膦），可口服，适宜门诊长期应用。

推荐口服剂量为1600mg/d（40mg/粒）于早晨空腹以温开水送服。不宜与牛奶或其他食物同服，以免影响吸收。当患者在病情出现确切好转后才能停药。

（六）α-干扰素治疗

时至今日，下列MM病例是使用α-干扰素（IFN-α）的适应证，合理与联合化疗结合使用患者可长期存活，尤其老年病例。

1. 处于Durie-Salmon Ⅰ期的无症状性MM，M-蛋白量无明显升高，可暂缓化疗，单用IFN-α,每次300万U，3次/周，皮下注射，疗程酌定。

2. 各种原因的难治性MM病例，可单用IFN-α，剂量同上，作为此种病例的二线治疗药物，可明显延长带瘤生存时间。

3. 对诱导化疗1年后处缓解中的MM病例，给予IFN-α作为维持治疗（300万U/次,每周3次，长期用药），可使平衡期明显延长。所谓平衡期是指骨髓中仍残留少量单克隆浆细胞，这些残余的瘤细胞增殖率低，对化疗不敏感，患者处于带瘤生存状态，化疗无效，但IFN-α有效。

4. 在使用大剂量美法仑诱导治疗，以及采用auto-HSCT后的MM患者，应常规给予IFN-α作维持治疗（300

万U/次，3次/周，长期用药），效果良好。

（七）生物靶向治疗

1. 作用于肿瘤微环境

（1）沙利度胺（反应停）：除有抗血管新生作用外，尚能直接作用于骨髓微环境基质细胞，使骨髓瘤细胞生长受抑。国内主张采用小剂量50～200mg/d，分次口服。沙利度胺亦可分不同化疗方案联合应用，可提高疗效。

（2）来利度胺（ReV）:是一种口服型沙利度胺同类物。其优点是不存在神经毒性和致畸胎作用。其有效抗瘤和免疫调节作用较沙利度胺为强，毒副作用亦很低。与许多联合化疗方案中的药物有明显协同作用。剂量是25mg/d口服，连服21天为1个疗程，每间隔4周重复1个疗程。

2. 作用于细胞内蛋白和信号通路

硼替佐米（PS341）商品名万珂（Vel）是一种小分子蛋白酶体抑制剂，获美国FDA批准用于治疗MM。既可单用，亦可与化疗药物、沙利度胺和来利度胺合用，有显著协同作用。可作为经济条件较好的，新诊断MM初始病例的一线药物，对难治性MM病例亦可酌情选用。

在本品获美国FDA批准的早期，规定MM患者在使用PS341前必须曾接受过两种以上方案的治疗无效，并在最近一次治疗中MM仍处在进展状态。但近年来已主张可作为MM初始病例的一线药物。用法如下：

PS341用量为$1.3mg/m^2$，药物先用$3 \sim 5ml$生理盐水溶解后，通过导管$3 \sim 5$秒静脉注入，每周注射2次，连用2周（第1、4、8和11天注射），后停药10天（第$12 \sim 21$天），3周为1个疗程。

第十三章 组织细胞病

一、组织细胞系统的概念

巨噬细胞（macrophage）和组织细胞（histiocyte）实属单核-巨噬细胞系统中成熟阶段细胞的同义名。所谓组织细胞过去主要指各种巨大淋巴-网状细胞（lymphoreticular cells），包括转化中的淋巴细胞在内。如今，组织细胞系指以下两类细胞而言，即单核-巨噬细胞（monocyte-macrophage）和树突细胞（dendritic cells）。

单核-巨噬细胞来自血液单核细胞，是一种十分活跃的吞噬细胞，含有丰富的溶菌酶，包括：①肝脏kupffer细胞；②淋巴结可染小体（tingible body）和窦性组织细胞；③脾内索状巨噬细胞（cordar macrophages）；④肺内肺泡巨噬细胞等四大类。

树突细胞的起源尚未完全明了，是一类非吞噬性细胞，溶菌酶含量低，包括：①皮肤与淋巴结内的朗格汉斯（Langerhans）细胞；②淋巴结滤泡内的滤泡性树突细胞；③淋巴结副皮质区的交织性网状细胞（interdigitating reticulum cells）。

以上两类细胞表达HLA-DR抗原，且均源于骨髓共同的单核-树突细胞祖细胞（monocyte-dendritic cell progenitor）。组织细胞增生症（histiocytosis）或增殖性组织细胞性综合征（proliferative histiocytic syndromes）是指单核-巨噬细胞和树突细胞共同增殖与堆积的一组疾病。

由上可见，目前，组织细胞应包括：单核-巨噬细胞和朗格汉斯-树突细胞；有时，此术语亦涉及单个核吞噬细胞（mononuclear phagocyte）以及免疫调节效应细胞系统（immunoregulatory effector system, M-PIRE）。

根据组织细胞会议纪要组（WGHS）提议的组织细胞病分类方案，以及参考Favara等（1997年）对WGHS分类的修正意见，结合我国实际情况，目前采用较为公认的单核-组织细胞增生症的分类方法，见表7。

表7　单核组织细胞增生症分类

类别	内容
Ⅰ类	朗格汉斯细胞组织细胞增生症
Ⅱ类	单核-巨噬细胞系组织细胞增生症
	（1）噬血细胞组织细胞增生症
	①家族性噬血细胞-淋巴组织细胞增生症（FHL）
	②感染-相关性噬血细胞综合征
	③肿瘤-相关性噬血细胞综合征
	④其他原因所致噬血细胞综合征
	（2）伴巨大淋巴结肿的窦性组织细胞增生症
	（3）幼年黄肉芽肿
	（4）网状组织细胞瘤
	（5）其他未明原因
Ⅲ类	恶性单核细胞-组织细胞病
	（1）单核细胞白血病
	（2）恶性组织细胞增生症
	（3）真性组织细胞性淋巴瘤
	（4）恶性树突组织细胞增生症

二、朗格汉斯细胞组织细胞增生症

增殖性组织细胞性综合征（proliferative histiocytic syndrome）分成三种主要亚型，即：朗格汉斯细胞组织细胞增生症（Ⅰ类）；反应性组织细胞增生症和巨噬细胞增生症，统称噬血细胞综合征（Ⅱ类）；以及恶性单核细胞-组织细胞病，统称恶性组织细胞病（Ⅲ类）。以下主要介绍I类。

朗格汉斯细胞组织细胞增生症（Langerhans cell

histiocytosis, LCH）即过去所谓的组织细胞增生症X
（histiocytosis-X）。现代，多数学者主张命名为朗格汉斯细胞肿瘤（Langerhans cell neoplasia）。在国内、外文献中，根据病变程度，以及受罹部位的不同，可有各不相同的临床病型。

表皮、黏膜、淋巴结、胸腺和脾脏中所见的单核-巨噬细胞和朗格汉斯-树突细胞均起源于骨髓中共同的CD34$^+$造血干细胞，此过程必须在GM-CSF、IL-3和α-TNF的刺激下进行。朗格汉斯-树突细胞前体细胞与单核细胞类似，先在血流中短程循环后埋入其他组织中。

有关LCH的病因和发病机制尚未完全明了。究竟LCH是一种反应性过程还是赘生性疾患至今未明。LCH的特点是罕有出现自发性缓解，也缺乏核型异常的证据，此行为与反应性过程相符。但经X染色体灭活模式的分子分析，查出克隆性组织细胞，又提示本病属赘生性疾患。有人认为，LCH时朗格汉斯细胞的增殖是由于免疫调节的异常而致增殖失控有关。

LCH是一种带有朗格汉斯细胞表型特征的树突细胞增殖性疾病。通过电镜下网球拍样超微结构包涵体（Birbeck小体）、神经蛋白S-100、神经元特异性烯醇酶，以及表面抗原CD1的检测即可正确识别朗格汉斯细胞。

（一）临床表现

LCH是一组已公认的包括"组织细胞增生症X"和"嗜酸细胞肉芽肿"在内的词义概念，本组疾病的增殖细胞类型是"朗格汉斯细胞（树突细胞）"。LCH常见于儿童，有70%以上的病例起病时年龄<10岁，超过90%病例诊断时年龄<30岁。病变主要见于骨和皮肤，也可少量存在于淋巴结和其他器官内。最常见的临床表现有发热、皮肤损害、骨侵犯、肝、脾肿大和淋巴结肿大，骨痛是由骨损害引起，局部压痛常见于头部（颅骨、耳和乳突）、腿、背或胸部。在成年病例中，原发肺部浸润和孤立性与全身性淋巴结肿大较为常见。

早年文献中，LCH常以某些人名命名之综合征记载，例如，莱特勒-西韦病（主要指婴幼儿中的急性播散性病型，以发热、皮疹和肝脾肿大为特征）。汉-许-克综合征（主要指儿童慢性多灶性病型，以溶骨性颅骨损害、突眼和糖尿病性乏味三联征为特征），疾病的局限型，即骨的孤立性嗜酸细胞肉芽肿主要见于年长儿童和成人；但这些术语并不令人满意，因为事实上仅有少数罹患汉-许-克病的儿童表现典型三联征，且病损处无肉芽肿，也并不必然包含大量嗜酸粒细胞。基于这些理由，提出以术语"LCH"命名就十分合理。有关LCH的发病机制尚有争议，Willman等（1994年）认为，本组疾病也是一种典型的克隆性增殖性疾病。

临床上，骨是LCH最常受累的部位，约80%本病患者示骨侵犯，其中以颅骨的溶骨性损害最常见，之后依次为股骨、盆骨、胫骨、肩胛骨、椎骨和肋骨。超过1/3病例的骨受累亦同时伴有骨髓侵犯的证据。LCH时常被侵犯的其他组织与器官尚有皮肤、淋巴结、脾脏、肝脏和肺，其次是眼眶、口腔、齿龈、耳、中枢神经系统，以及胃肠道。皮肤的损害则以湿疹、紫癜或丘疹为常见。自受累区取得之活检标本，可见局灶性或弥漫性的巨大组织细胞浸润，胞浆嗜酸性，充满纤细颗粒或空泡，核呈卵圆、不规则或锯齿形，核仁不明显；间接分裂型细胞十分罕见。组织细胞浸润区内常混有不同数量的炎性细胞，尤其嗜酸粒细胞。在较为慢性的损害区内，炎性细胞常被局限性纤维化所替代。多核巨细胞易见，既可单个分布，也可成簇出现。

（二）诊断

多数LCH患者根据其临床表现和病理所见即可获确认并做出诊断。除了常规的光镜形态特点外，电镜超微结构下Birbeck颗粒的存在，以及CD1、S-100、ATP酶和α-D-甘露糖苷酶的表达均有助于本病的确诊。然而，少数情况下LCH可误诊断为其他组织细胞性、大细胞或多细胞病损，例如肉芽肿、霍奇金病、大细胞淋巴瘤、透明细胞癌和肥大细胞病等。但组织切片中的朗格汉斯细胞形态十分显著，表现在特异折叠的"沟形"胞核和丰富的嗜酸性胞浆，免疫组织化学检查将有助于朗格汉斯细胞的确认，其中以CD1a（冰冻组织）、S-100和PNA（石蜡或塑胶包埋淋巴结、骨髓或其他组织）的检测最为有用。

骨髓涂片和切片示增生活跃或明显活跃，涂片可见巨大单个核组织细胞数增多，胞浆丰富，充满纤细颗粒或空泡，核大圆、卵圆或不规则形，折叠核或带切迹者易见，核仁不显著。某些细胞可见树枝状突起，此即朗格汉斯细胞。此外，显示此核特点之多核巨核细胞也时有所见，但丝状分裂型少见。涂片内吞噬血细胞、尤其是噬红细胞现象较易见，嗜酸性粒细胞增多。

电镜下，朗格汉斯细胞可见特异性胞浆颗粒，称为Birbeck颗粒或朗格汉斯细胞颗粒，外观呈圆形，常伴网球拍样伸展的突起。

朗格汉斯细胞表达CD1（a,b,c）和S-100抗原，并呈ATP酶、α-D-甘露糖苷酶以及腺嘌呤三磷酸腺苷酶（ATP酶）阳性；再则，朗格汉斯细胞亦有可能表达CD14和CD68（KP1）等组织细胞性标记物，但与一般组织细胞又不同，非特异性脂酶和α-1-抗凝乳蛋白酶则阴性。此外，LCH时的朗格汉斯细胞可强烈表达细胞黏附分子，诸如CD54（ICAM-1）、CD58（LFA-3）、CD11C和CD49D（VLA-4）。

（三）治疗

由于LCH患者显示各不相同的临床病型，受侵器官与组织、临床表现以及病情轻重、缓急亦各不相同，因此，本症的治疗原则就应根据不同病型、病变主要部位，以及受侵范围和活动性等因人而异。

1. 支持治疗：除需进行传统有效化疗外，支持治疗十分重要，包括：合理选用抗生素防治感染，可使部分患者获得长期缓解。既可单用，亦可多种抗生素联合治疗。为预防肺孢子虫感染，可间歇服用复方新诺明。注意补充营养，加强皮肤护理，以及血制品的合理使用等。指导患者在日常生活中严格执行个人卫生，这在控制外耳道、皮肤和牙齿损害中起有重要作用。临床上，清创和切除严重受损的齿龈组织对控制口腔病变起一定效果。头皮脂溢样皮炎建议使用含硒洗头液，每周洗发两次可使病情改善。此外，皮肤病损处可于局部涂布皮质激素软膏或洗剂可望有效，但使用要有节制，且仅小面积的短期控制病情。

2. 加压素：伴隐性糖尿病和尿崩症的本病患者可试用加压素（pitressin）肌注，有可能使症状获得控制。此外，1-脱氨基-8-D-精氨酸加压素（1-deamino-8-D-arginine vaspressin, DDAVP）是一种具有强效抗利尿作用的尿崩症药物，常用剂量为0.2～0.5μg/kg，以20～30ml等渗盐水溶解，静脉缓注，5～20分钟注完。也可将其配成滴鼻剂（1ug/kg），给药很方便。

3. 皮质激素：泼尼松对改善症状，包括发热、消瘦、皮疹、肺部损害、淋巴结肿大以及血小板减少所致出血等均有一定助益。如与抗代谢药物或细胞毒类药物联合应用时，可望提高疗效。如泼尼松2～3mg/（kg·d），疗程4～8周。

4. α-干扰素（α-IFN）：具有调节免疫功能，与泼尼松合用可能提高疗效。剂量为100～300万U/次，疗程酌定。

5. 胸腺肽：对III～IV级病情严重而有免疫缺陷的病例，可于化疗的同时并用胸腺肽5mg/次，肌注，隔日1次，连用4周，病情稳定后改为2次/周维持，连续应用4～6个月，可望提高疗效，感染的发生率将明显减少。

6. 环孢菌素A（CSA）：与化疗合用（如VP-16+Pred），可望提高对难治性病例的效果。5～10mg/（kg·d），口服，疗程3～6个月酌定。

7. 化疗：临床上，化疗方案选择的强度必须与LCH的分级程度相一致。对于轻症0、Ⅰ级和Ⅱ级病例，可首选VP-16、MP或VBL-P方案，疗程6~8周，待病情好转后，改用单药6-MP和MTX做交替维持，全疗程6~12个月。期间可酌情加用α-IFN，可望延长缓解期。

对于重症Ⅲ级、Ⅳ级病例，可选用≥3药组成的联合方案，如VCP、VEP、COPP和VMCP等，疗程8~12周，病情好转后改用6-MP和MTX做交替维持治疗1~2年。其中，含VP-16方案的疗效较其他方案为好。亦可用替尼泊苷（VM-26）替代VP-16。

对于难治或复发性LCH患者，可酌情试用嘌呤疑似物2-氯脱氧腺苷（2-CDA），此药可通过干扰嘌呤代谢而发挥疗效。剂量为0.12mg/（kg·d），静滴，连用3~5天，为一个疗程，每4周用1次，连用4~6个疗程。此外，同类物中的2-脱氧柯福霉素（喷司他丁，DCF）亦可酌情选用，对于难治和复发性LCH亦有较好疗效。

三、恶性组织细胞增生症

恶性组织细胞增生症（malignant histiocytosis,MH），早年又名组织细胞性髓性网状细胞增生症（histiocytic medullary reticulosis, HMR），是一种罕见的

单核-巨噬细胞赘生性克隆性增殖引起的系统性、全身性赘生性疾病，即凡属系统性和全身性者以术语"MH"命名，局限性者即称"真性"组织细胞性淋巴瘤。异常细胞伴以多变的吞噬活性，实属一组急性单核细胞白血病的组织型。MH细胞与单核细胞肉瘤又有所不同，前者广泛分布于周围器官与组织，而不形成局限性肿瘤。

在世界卫生组织（WHO）关于造血和淋巴组织肿瘤的分类方案中，对MH的划分未能取得一致的意见，而是暂将其划入组织细胞肿瘤不能分类范畴之内。

过去本病的命名非常混乱，1966年，Rappaport提议应用"MH"（恶组）一名，因为在组织学上本病以组织细胞和前组织细胞的广泛增殖为主要表现。此外，赘生性细胞吞噬作用本身，就能充分证明此种恶性细胞系始于单核-组织细胞系统。至于国内早年沿用很久的恶性网状细胞增生症（恶网）或Robb-Smith组织细胞性髓性网状细胞增生症（histiocytic medullary reticulosis of Robb-Smith）一名显然是不确切的。网状细胞是网状内皮系统的一种成分，属体细胞系统。当然，成熟网状细胞与成熟组织细胞两者间确有相似之处，如酸性磷酸酶和非特异性酯酶均呈阳性，两者均有一定程度的吞噬功能，但与组织细胞相比，网状细胞的吞噬力明显为低。而且，正常网状细胞罕有发现有丝分裂者，据上所述，网状细胞与组织细胞决不能混为一谈。

近30多年来，MH作为一种独立疾病仍存在一些问题。例如，1975年由Warnke等研究并报道的15例所谓"MH"病例，随后于1990年由Wilson等通过石蜡切片内免疫表型的检测进行复核，发现其中14例应重新修正诊断为NHL，且以T细胞和Ki-1（CD30）阳性间变性大细胞型占优势，另1例则重新划入病毒相关性噬血细胞综合征，15例中没有1例能证实为真性MH。早年文献中有关特异性恶性组织细胞的组织形态学特点包括：淋巴结窦状隙侵犯以及噬红细胞现象，现已确认两者亦可在T细胞淋巴瘤和间变性大细胞NHL时存在。当然，临床上真性MH确实存在，但十分罕见，年发病率<0.5例/10万人口。

（一）临床表现

临床上，真性MH十分罕见，于新生儿、儿童和成人中均可发病，男性较女性为多见。患者以网状-内皮细胞系统，包括骨髓、肝静脉窦、脾红髓和淋巴结窦状隙的受累为主，赘生性组织细胞亦可侵犯外周血及其他组织。常见的症状有：发热、乏力、体重下降、盗汗、胸背痛和皮疹；局限或全身性淋巴结肿大、肝和脾肿大很常见；皮炎、肺部浸润、软组织肿块、骨损害，以及中枢神经系统受累亦时有所见，后期可出现黄疸与腹水。

（二）诊断与鉴别诊断

1. 临床与骨髓细胞形态结合的诊断标准

（1）临床以不明原因的发热，衰竭，黄疸，肝、脾和淋巴结肿大，以及皮肤损害为主要特征。

（2）周围血二系或全血细胞减少，血涂片、尤其是血沉棕黄层涂片内检出一定量的异常单核-组织细胞，在排除细菌（成人尤以分支杆菌）或病毒（尤其疱疹病毒）感染后，应疑有本病的可能。

（3）应及时做骨髓涂片与活检切片，检出大量具有单核系细胞形态特点的赘生性MH细胞，呈非特异性酯酶和溶菌酶阳性。表达单核-组织细胞CD68$^+$、CD14$^+$和CD11C$^+$，而CD30（Ki-1）则阴性，结合肾上腺皮质激素治疗反应不良，MH的诊断即可成立。

（4）早期病例如果首次骨髓检查阴性，就应多部位多次骨髓抽取与活检。必要时应及时做肿大淋巴结活检和（或）皮肤损害区的皮肤病理活检，有助于明确诊断。

2. 真性MH的鉴别诊断

临床上，真性MH具体需与下列几种疾病相鉴别：

（1）病毒相关性噬血细胞综合征（VAHS）：在1979年由Risdall等首先报道。属反应性组织细胞增生症的一种特殊类型。常见于疱疹病毒、腺病毒和肝炎病毒感染时。在Risdall等所见的19例患者中，年龄介于新生到61岁间。临床表现发热者19例，肝肿大10例，脾肿大5例，淋巴结肿大4例，皮疹4例；15例示全血细胞减少，4例示2个细胞系列减少，血红蛋白在5.1～9.7g（平均8.0）。上述表现与恶组十分类似。但仔细观察骨髓标本和（或）淋巴结切片的细胞形态学，就能发现VAHS时的组织细胞均为成熟型，形态大小较一致，核/浆比例低、核染质致密、核仁不明显、胞浆丰富、空泡多见。常伴活跃的吞噬现象，以吞噬红细胞和血小板为主。无恶组时的幼稚型组织细胞和多核型组织细胞存在。

VAHS时组织细胞的细胞化学特点是：PAS和铁染色阴性或弱阳性，恶组时异常组织细胞之胞浆呈甲绿-派若宁阳性，提示RNA含量增高，而VAHS时派若宁为阴性。

此外，VAHS的诊断易从骨髓抽吸或活检涂片中得出，而恶组的诊断易从淋巴结和肝穿刺的组织切片中解决。

（2）组织细胞性淋巴瘤（HL）：由于HL时的赘生性细胞与分化不良的组织细胞类似，而与淋巴细胞显然不同，故把HL归入恶性组织细胞病是合理的。

HL分两型，其一为未分化型HL，这时赘生性细胞之直径为15～35μm，核大、圆或卵圆、核染质细致、核仁明显。胞浆染色浅、量不等、常融合聚集成簇。网硬蛋白纤维罕见。另一型为分化型HL，这时所见的瘤细胞直径在15～25μm，核圆或卵圆、核染质细、核仁不清、胞浆丰富、嗜酸性、偶见吞噬现象，以吞噬红细胞为主，偶可吞噬有核细胞与细胞碎片。

未分化型HL之瘤细胞示酸性磷酸酶阳性，酯酶与β-葡萄糖醛酸酶阴性。随着细胞发育成熟，β-葡萄糖醛酸酶即呈阳性反应。由此，从组织发生学上看，HL是处于幼单核细胞与幼稚型组织细胞"A"之间，其恶性度比恶组为高。此外，在HL时，受累淋巴结的结构早期即可破坏，浸润的瘤细胞常聚集融合成簇，吞噬现象比恶组少见，于破坏的淋巴结中浆细胞量少。而在恶组时，即使是晚期，浆细胞也很常见。

（3）间变性大细胞淋巴瘤：临床上，间变性大细胞淋巴瘤极易与MH相混淆，前者通常呈CD30（Ki-1）阳性，多数可表达T细胞，少数可表达B细胞抗原以资鉴别。此外，MH时之恶性细胞与所有B和T细胞标记物均呈阴性反应，并表达某些组织细胞相关标记物，例如非特异性酯酶、溶菌酶和CD68等，也有助于鉴别。

（4）霍奇金淋巴瘤（HD）：真性恶组时的多核型异常组织细胞与HD时所见的Reed-Sternberg细胞（多核巨细

胞）类似，但两者的结构是不同的。恶组时，多核型组织细胞的核仁与胞浆均嗜碱性或双嗜性，比较之下，HD时之多核巨细胞胞浆与核仁为嗜酸性的。此外，HD可见肿块形成，早期浅表淋巴结即可肿大。而恶组时不形成肿块，淋巴结肿大常于后期才明显。HD受累之淋巴结病变分布于滤泡间，恶组则分布于窦状隙。而且，恶组时的异常组织细胞吞噬作用比较明显，均有助于两者的鉴别。

（三）治疗

1. 支持治疗：由于本病诊断时全血细胞减少很常见，病情进展迅速，故感染、出血和贫血的处理十分重要。在致病菌未查明前的高热病例，可酌情选用经验性广谱抗生素治疗，因血小板减少所致出血和重度贫血的患者可酌情输注浓缩血小板和红细胞，亦可给予新鲜全血。

2. 化学治疗：目前，联合化疗已取得一定效果。用于本病患者诊断时常伴粒细胞减少症，故化疗期间应合理使用G-CSF或GM-CSF的支持。常用方案如下：

（1）COPP方案

环磷酰胺（CTX）600mg/m^2，静注，第1，8天；

长春新碱（VCR）1.4mg/m^2，静注，第1，8天；

甲基苄肼（PCZ）100mg/m^2，口服，第1～14天；

泼尼松（Pred）40mg/m^2，口服，第1～14天。

待达完全缓解后，继续用小剂量CTX维持治疗。

（2）VCP和CHOP方案：Alexander等介绍应用CVP和CHOP两方案治疗MH。

CVP方案：

环磷酰胺（CTX）200～400mg/（m²·d），口服，第1～5天；

长春新碱（VCR）/2mg，静注，第1天；

泼尼松（Pred）50～100mg/（m²·d），口服，第1～5天。

CHOP方案：

环磷酰胺（CTX）750mg/m²，静注，第1天；

阿霉素（ADM）50mg/m²，静注，第1天；

长春新碱（VCR）2mg，静注，第1天；

泼尼松（Pred）50～100mg/（m²·d），口服，第1～5天。

倘若白细胞计数＞3.5×10^9/L，血小板计数＞150×10^9/L，则上述方案每3周重复1次。当白细胞和血小板计数低于以上数值时，间歇期延长1周，直至缓解。

（3）VAP方案

依托泊苷（VP-16）150mg/m²，静滴，第1～3天；

阿糖胞苷（Ara-C）120mg/m²，静滴，第1～7天；

泼尼松（Pred）30mg/（$m^2 \cdot d$），口服，第1~7天。

间歇2周做第2个疗程，共5~6个疗程。

（4）HLH-94（8周诱导）方案：国际HLH-94（8周诱导）方案对各种单核-巨噬细胞系组织细胞增生症均可试用，对真性MH和组织细胞性淋巴瘤有效率达50%以上。在此方案中，凡伴中性粒细胞减少的病例，除酌情使用G-CSF外，应外加环孢菌素A 1~3mg/（$kg \cdot d$），24小时静滴，5~7天。具体实施如下：

依托泊苷（VP-16）150mg/m^2，每周2次×2周。

150mg/m^2，每周1次×6周。

地塞米松（Dex）10mg/（$m^2 \cdot d$），2周；

5mg/（$m^2 \cdot d$），2周；

每天渐次减量，4周。

（5）其他方案：CEP（洛莫司汀、依托泊苷、强龙苯丁芥）和VEP（长春新碱、依托泊苷、泼尼松）方案以及含有嘌呤类似物2-氯脱氧腺苷（2-CDA）或其同类物2-脱氧柯福霉素（喷司他丁，DCF）的方案亦可酌情试用，对于难治性MH病例有可能取得疗效。

3. 造血干细胞移植：如果条件许可，MH患者亦可选择进行allo-BMT或allo-PBSCT，亦有采用HLA不完全相合供体进行allo-HSCT治疗的报道。

参 考 文 献

[1] 陈竺，王亚新. 分子生物学和疾病[M]. 上海：百家出版社，1994.

[2]陆道培. 白血病治疗学[M]. 北京：科学出版社，1993.

[3]浦权. 实用血液病学[M]. 第2版. 北京：科学出版社，2009.

[4]浦权，石军，浦杰，等，实用血液病理学[M]. 北京：科学出版社，2013.

[5]Bain BJ, The relationship between the myelodysplastic syndromes and the myeloproliferative disorders[J]. Leuk Lymphoma, 1999,34:443–445.

[6]Cuijpers MLH, Raymakers RAP, Mackenzie MA, *et al*. Recent adrances in the understanding of iron overload in sideroblastic myelodysplastic syndrome[J]. Br J Haematol, 2010,149:322–333.

[7]Estey E. Acute myeloid leukemia and myelodysplastic syndrome in older patients[J]. J Clin Oneol,

2007,25:1908–1915.

[8]Emanuel PD. Myelodysplasia and myelorliferative disorders in chilfhoof: an update[J]. Br J Haemat,1999,105:352–359.

[9]Fanta PT, Saven A. Hairy cell leukemia[J]. Cancer Treat Res, 2008,142:193–209.

[10]Ferry JA. Burkitt's lymphoma: clinical pathlogic features and differential diagnosis[J]. Oncologist, 2006,11:375–383.

[11]Ferrer A, Salaverrial, Bosch F, *et al.* Leukemic involvement is a common feature in mantle cell lym–phoma[J]. Cancer, 2007,129:2473–2480.

[12]Harris NL, Jaffe ES, Diebold J, *et al.* World Health Organization classification of hematological malignances, Report of the clinical advisory commitlee[J]. Airlie House Virginia, Mod Pathol, 2000,13:193–207.

[13]Horny HP, Sotlar K, Valent P. Diagnostic Value of histology and immunohistochemistry in myelodysplastic syndromes[J]. Leuc Res,2007,31(12):1609–1616.

[14]Haferlach T, Bacher U, Kern W, *et al.* The diagnosis of BCR/ABL–negative chronic myeloproliferative disease(CMPD): A

comprehensive approach based on morphology, cytogenetica, and molecular markers[J]. Ann Hematol,2008,87:1–10.

[15]Heaney ML, Golde DW. Myelodysplasia[J]. N Engl J Med, 1999,340:1649–1672.

[16]Levine RL, Gilliland DG. Myeloproliferative disorders[J]. Blood, 2008,112:2190–2198.

[17]Matutes E, Morilla R, Farahat N, *et al.* Definition ofacute biphenotypivc leukemia[J]. Haematologica,1997,82:64–67.

[18]Meyer C, Schneider B, Jakob S, *et al.* The MLL recombinome of acute leukemia[J]. Leukemia,2006,20:777–784.

[19]Orazi A, Czader MB. Myelodysplastic syndromes[J]. Am J Clin Pathol,2009,132(2):290–305.

[20]Reichard KK, Me Kenna RW, Kroft SH. ALK-positive diffuse large B–cell lymphoma: report of four cases and veview of the literature[J]. Med Pathol,2007, 20:310–319.

[21]Sher T, Miller KC, Deeb G, *et al.* Plasma cell leukemia and other aggressive plasma cell malignancies[J]. Br J Haematol ,2010,150:418–427.

[22]Tefferi A. Elofibrosis with myeloid metaplasia[J]. N Engl J Med, 2000,42:1255-1259.

[23]Tefferi A, Gilliand DG. Oncogenes in myeloproliferative otisorders[J]. Cell Cycle, 2007,6:550-566.

[24]Vardiman JW, Thiele J, Arber DA, *et al*. The 2008 revision of the WHO classification of myeloid heoplasmas and acute leukemid, rational and important changes [J]. Blood,2009,114:937-951.

[25]Valent P, Horny HP. Minimal diagnostic criteria for myelodysplastic syndromes and separation from Icus and Idus: update and open questions[J]. Eur J Clin Invest,2009,39(7):548-553.

[26]Wood BL. Myeloid malignancies: myelodysplastic syndrome, myeloproliferation disorders, and acure myeloid leukemia[J]. Clin Lab Med, 2007, 27:551-575.

[27]Weiaberg OK, Seetharam M, Ren L, *et al*. Clinical characterization of acute myeloid leukemia with myelodysplasia related changes as defined by the 2008 WHO classification system[J]. Blood, 2009,113:1906-1908.

[28]Xiao Li. Quan Pu: Megakaryocytopoiesis and

apoptosis with myelodysplastic syndromes[J]. Leuk Lymph,2005,46:387-391.

[29]Yoshida C, Takeuchi M. Histocytic sarcoma: identification of its histocytic origin using. Immunohistochemistry[J]. Indern Med, 2008,47:165-169.